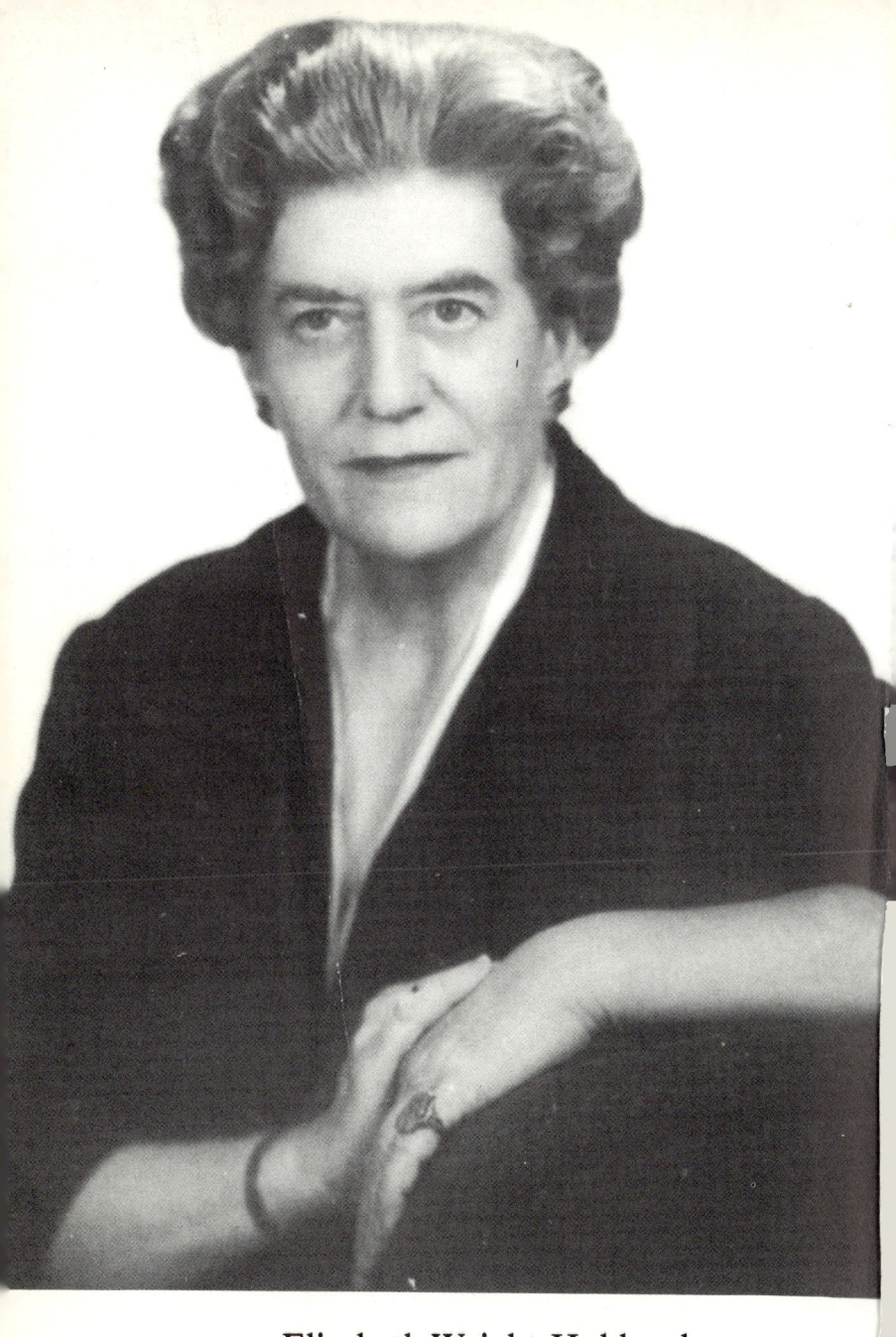

Elisabeth Wright-Hubbard

Elisabeth Wright-Hubbard

Kurzlehrgang der Homöopathie

Übersetzt von Ch. und. M. Barthel

Organon-Verlag
Berg am Starnberger See
1983

ISBN 3-88950-009-9

INHALT

Vorwort

Elisabeth Wright-Hubbard war neben Julia C. Loose und Julia N. Greene die berühmteste homöopathische Ärztin in den Vereinigten Staaten.

Sie wurde als Tochter des Pastors der Lenox Unitarian Church, Merle St. Croix Wright in New York City am 18. Februar 1896 geboren. Nach ihrem Abitur 1916 lernte sie auf ihrer ersten Europareise die Homöopathie kennen und studierte dann, wieder zurück in den USA 1917 an der Columbia University School of Physicians and Surgeons. In diesem Jahrgang waren zum erstenmal weibliche Medizinstudenten zugelassen. Sie gehörte zu den ersten drei Ärztinnen, die 1921 promovierten. Sie war die erste Frau die auf der internen Abteilung des großen New York Bellevue Hospital vollen Dienst übernahm und auch neben allen anderen üblichen Pflichten als erste Frau die Notfallambulanz mit versorgte.

Zwei Jahre lang lernte sie bei Dr. Pierre Schmidt in Genf und wurde so zur klassischen Homöopathin ausgebildet. Sie wurde somit über Austin, der der Lehrer von Pierre Schmidt war, eine indirekte Schülerin Kents.

In späteren Jahren war Pierre Schmidt mit ihr befreundet und pflegte, wenn er sich in den USA aufhielt, bei ihr zu wohnen. Nach ihrer Rückkehr in die Vereinigten Staaten eröffnete sie ihre erste Praxis in Boston, Massachusetts und machte Hausbesuche in einem zehn Jahre alten Rolls Royce.

I

1930 heiratete sie Mr. Benjamin Alldritt Hubbard, der an einer Universität in New York unterrichtete, und bereits zwei Kinder in die Ehe mitbrachte und eröffnete zugleich eine Privatpraxis in New York, die sie bis zu ihrem Tod 1967 innehatte. Aus dieser Ehe gingen noch drei Kinder hervor, die heute in den Vereinigten Staaten leben.

Als Dr. Künzli bei Pierre Schmidt Homöopathie lernte, wurde er von ihm auf eine USA-Reise mitgenommen und lernte so Frau Dr. Wright-Hubbard kennen. Er erinnert sich noch, wie sie eine Begebenheit mit Schlegel erzählte: Als sie bei Schlegel vorgesprochen hatte, weil sie bei ihm lernen wollte, nahm dieser ein Brennglas und konzentrierte die Sonnenstrahlen auf ihre Hand. Als sie die Hand wegzog, weil es brannte, sagte er zu ihr, daß er sie dann als Schülerin annehmen werde, wenn die Liebe zur Homöopathie genauso in ihrem Herzen brennen würde wie dieser Sonnenstrahl auf der Hand. Künzli sah bei diesem Besuch auch ihre Praxis im vierzigsten Stockwerk in einem Wolkenkratzer in Manhattan, ganz in der Nähe der Praxis von Dr. William Gutman. Daneben hatte sie ein kleines Wochenendhaus »mitten im Busch« in New England. Dort zeigte sie Künzli und Pierre Schmidt ihre Bücherschätze in einem Schuppen voll Staub und Spinnweben, wie Künzli sich erinnert.

Sie war berühmt unter den Ärzten durch ihre Vorträge und Schulungen und war bekannt durch ihre außergewöhnlichen Behandlungserfolge. Neben ihrer Praxis,

II

ihrer Familie und ihrer Lehrtätigkeit war Frau Dr. Wright-Hubbard der anthroposophischen Gesellschaft von Amerika sehr verbunden. Sie hatte das Waldorf-Schulsystem von Europa nach Amerika gebracht.

Sie wurde als erste Frau Präsident des »American Institute of Homeopathy« und war als überragende Persönlichkeit von allen geehrt und bewundert.

Der Verleger

DIE BEDEUTUNG DER HOMÖOPATHIE

Was ist Homöopathie? Der an Ordnung gewöhnte Mensch meint mit einer Definition beginnen zu müssen und befragt zunächst verschiedene Lexika, jedoch mit unbefriedigendem Ergebnis, da die Definitionen meist parteiisch und selbst positive Angaben oft ungenau sind, wie das bei Dorland's „Medical Dictionary" der Fall ist. Die Ableitung des Wortes aus dem Griechischen bedeutet: ›Ähnlichkeit der Verstimmung[1].‹

Die vier Grundsätze der Homöopathie, wie sie Hahnemann in seinem »Organon« aufstellt, könnte man zusammenfassend so wiedergeben:

1. Die Erprobung der als Medikament verwendeten Substanzen am gesunden Menschen.
2. Die Wahl und Anwendung der so erprobten Medikamente gemäß dem Ähnlichkeitsgesetz.
3. Die Anwendung nur eines einzelnen Heilmittels.
4. Die Anwendung der kleinsten Dosis.

Setzt man diese vier Punkte als Grundlagen der Homöopathie voraus, wie sie von ihrem Begründer, Hahnemann, festgelegt wurden, so erhebt sich die Frage nach dem Status der Homöopathie. Ist sie ein System der Medizin? Ist sie nur ein fanatischer Begriff? Ist sie eine spezielle Therapieform?

Um die Frage nach dem Status der Homöopathie beantworten zu können, müssen wir uns grundlegenden Tatsachen zuwenden und nicht nur feststellen, worin

1

sich die Homöopathie von der Schulmedizin unterscheidet, sondern auch, was sie mit ihr gemeinsam hat. Wir beginnen immer gern mit den gemeinsamen Grundlagen.

Was ist das Ziel jedes gewissenhaften Arztes? Grundsätzlich könnte man so antworten: Den Kranken zu heilen, andere vor dem Krankwerden zu bewahren, den Gesundheitszustand aller Menschen zu bessern. Wie versucht die moderne Medizin diesen Aufgaben gerecht zu werden?

Erstens, indem sie durch ein Studium der Anatomie, Physiologie und physiologischen Chemie etc. herausfindet, was normal ist. Zweitens, indem sie die verschiedenen Erscheinungsformen der Krankheit erforscht. Die moderne Medizin betont die Tatsache, daß viele Gesundheitsstörungen durch psychische und soziologische Faktoren hervorgerufen werden.

Abgesehen davon forscht sie nach anatomischen und physiologischen Veränderungen des Kranken und klassifiziert die Veränderungen, nachdem sie sie herausgefunden hat, durch Krankheitsbezeichnungen. Das Ergebnis dieses Forschens wird Diagnose genannt, und man ist der Ansicht, daß die Heilungsmöglichkeit in großem Maß von der Sicherheit der Diagnose abhängt. Die organischen Strukturveränderungen, die, durch die Krankheit hervorgerufen, vor oder nach dem Tod auftreten, nennt sie Pathologie.

Die moderne Medizin hat herausgefunden, daß viele ›Krankheiten‹ mit speziellen Bakterien einhergehen und hält dies für einen der verursachenden Faktoren. Kurz gesagt, will sie alle ›Fakten‹ herausfinden, die in ihr Konzept von der Krankheit passen.

All dem stimmt der Homöopath zu, aber er weiß, daß dies nur die Anfangsgründe dessen sind, was er über den Patienten erfahren muß. Die spontan geäußerten, charakteristischen Einzelheiten, die jeder Patient berichten möchte, seien sie allgemeinerer Natur oder sehr detailliert, sind für den Homöopathen von besonderem Interesse, da sie den Fall individualisieren und die besondere Reaktion des Patienten auf die ›Krankheit‹, an der er leidet, deutlich machen. Der vielbeschäftigte moderne Arzt meint, diese Einzelheiten seien für ihn unwichtig, ja störend.

An diesem Punkt ist die moderne Medizin bereit, die diagnostizierte Krankheit zu heilen oder es zu versuchen. Welche Gesetze der Behandlung befolgt sie dabei?

Zunächst das allgemein anerkannte Prinzip, mechanische Fehler zu berichtigen, die geeignete Hygiene und Diät etc. zu verordnen. Wenn es darum geht, neue Medikamente zu geben, so sieht man sich der Schwierigkeit gegenüber, daß jedes Jahr weniger über sie in der ärztlichen Ausbildung erwähnt wird, und — mit der Ausnahme gesetzlich geschützter Substanzen — weniger in den Arzneimittellisten erscheinen oder allgemeine Verwendung finden.

Die verordneten Medikamente werden nicht nach einem einheitlichen Grundsatz bzw. Gesetz ausgewählt. Man pflegt sie auf physiologischer Basis anzuwenden, was bedeutet, daß sie in den Laboratorien in hoher Dosis, vor allem an Tieren, erprobt werden. Man erwartet mehr oder weniger, daß ein Mittel, welches den Herzschlag eines Frosches, eines Hasen oder Hundes verlangsamt, analog auch beim Menschen wirkt. Nur sehr selten machte man in jüngster Zeit pharmakologische Experimente am relativ gesunden Menschen.

Zusätzlich zu den Laborergebnissen der Tierversuche werden viele Medikamente empirisch am Patienten erprobt und gehen je nach ihrem Erfolg in allgemeinen Gebrauch über.

Einige wenige Formen moderner Therapie sehen das Individuum als ganzes typologisch, zum Beispiel die Endokrinologie; die Mehrzahl moderner Medikamente jedoch zielen ab auf eine bestimmte physiologische Wirkung, auf ein Organ oder eine Körperfunktion, wobei die Individualität des Patienten, bei dem ein Organ oder eine Körperfunktion gestört ist, außer Acht bleibt, wie zum Beispiel Cholagoga, Digitalis, Diuretica etc.

Ein großer Teil der modernen Therapie setzt sich nicht einmal eine physiologische Veränderung (man gibt die Medikamente nach dem Gesetz der Gegenwirkung oder die Gabe eines chemischen Gegenmittels wie Alkali bei übersäuertem Magen) zum Ziel, sondern ist unverhohlen und einzig palliativ (wie bei der Gabe von schmerzstillenden Mitteln bei Kopfschmerzen, Neuralgien etc.).

Die meisten der modernen Medikamente sollen, kurz gesagt, einzelne, störende Symptome beseitigen, und man macht gar nicht den Versuch, die konstitutionelle Ursache der Krankheit herauszufinden. Der Erfolg dieser Art Therapie ist notwendigerweise unterschiedlich. Die moderne Medizin wird sich allmählich klar, daß sie zu einem Teil nur Symptome unterdrückt.

Zum Beispiel sind einige Asthmaspezialisten der Ansicht, daß die Behandlung von Ekzemen mit Salben Asthma erzeugen kann; manche Syphilis-Spezialisten meinen, daß die Behandlung der Syphilis im Frühstadium mit Salvarsan oder Merkur zu einer starken Zunahme der Fälle von tertiärer Neuro-Syphilis führt; einige Ärzte sind der Meinung, daß hohe Dosen von Salycilaten Rheuma auf das Herz verlagern, und daß das klassische Chinin die Malaria nicht heilt, da sie oft alljährlich wiederkehrt oder von Neuralgien abgelöst wird.

Es ist für weitere systematische Untersuchungen eine interessante Tatsache, daß in vielen Fällen offenbar eine Heilung erfolgte, wo dem verschreibenden Arzt, der nach physiologischer oder symptomatischer Grundlage das Medikament verordnet, nicht bewußt war, daß es sich im vorliegenden Fall um ein Simile im homöopathischen Sinne handelte.

Selbstverständlich müssen Homöopathen die anerkannte wissenschaftliche Ausbildung haben und diagnostische Methoden sowie Labordaten zuhilfe nehmen; ihre spezielle Technik beginnt aber in dem Augenblick, in dem mit der Therapie begonnen wird, wobei sie zum Problem der Heilung einen erweiterten Krankheitsbegriff und ein spezielles Wissen über jeden einzelnen Patienten mitbringen. Auf welche Vorstellungen sie sich gründen, wird das Thema unserer Vorlesung sein. Welches zusätzliche Wissen über den Patienten notwendig ist und wie es erlangt wird, ist das Thema einer späteren Vorlesung.

Die homöopathische Therapie basiert auf der auf Hippokrates zurückgehenden Hypothese, daß Ähnliches durch Ähnliches geheilt wird (similia similibus curantur). Daß dieses Prinzip ein lebendiges Naturgesetz ist, kann die kontinuierliche und aufgeklärte Praxis der Homöopathie beweisen. Auch die Labortechnik müßte dies demonstrieren können, bisher wurde dieser Bereich jedoch vor allem deshalb noch nicht systematisch ausgearbeitet, weil die Homöopathen so sehr mit der praktischen Anwendung beschäftigt sind, daß sie ihm noch nicht genügend Aufmerksamkeit widmeten.

Wir haben die Ziele und Methoden der modernen Medizin skizziert und aufgezeigt, inwieweit die Homöopathie davon abweicht. Im folgenden seien kurz die Hauptunterschiede aufgezählt, die im weiteren Verlauf des Kurses ausführlicher behandelt werden sollen.

1. Daß es ein natürliches Gesetz des Heilens gibt — Ähnliches wird durch Ähnliches geheilt.

2. Daß die Basis der Therapie eine vitale und nicht eine physiologische ist, d. h., daß die vitalen Selbstheilungskräfte des Patienten angeregt werden müssen, daß er nur so wirklich gesund werden kann und daß jede andere medikamentöse Therapie nur palliativ oder suppressiv wirkt.

3. Daß man nur ein einziges Heilmittel zur selben Zeit braucht, was sich aus Punkt 1 ergibt, da nicht zwei Dinge einem dritten im selben Maß am ähnlichsten sein können. (Verwendet man jeweils nur ein Heilmittel, so hat dies den weiteren Vorteil, daß man seine Wirkung genau abschätzen kann; gibt man aber vier gleichzeitig, so weiß man nicht, welches davon geholfen hat und in welcher Relation.)

4. Daß die kleinste Dosis entscheidend ist. Dieser Grundsatz basiert auf dem Arndt-Schultz'schen Gesetz, daß kleine Dosen stimulieren, mittlere Dosen lähmen und hohe Dosen töten — mit anderen Worten, daß die Wirkung geringer und sehr hoher Dosen derselben Substanz auf die lebende Materie entgegengesetzt ist. Darunter fällt die Frage der Potenzierung, über die Sie in einer späteren Vorlesung mehr hören werden, und die von vielen als problematisch angesehen wird, zu-

zusammen mit dem Ähnlichkeits-Gesetz jedoch der
Schlüssel zum Ganzen ist.

5. Daß die Materia medica, entsprechend dem Ähnlichkeits-Gesetz, auf den Ergebnissen von Arzneimittelprüfungen mit kleinen Dosen an relativ gesunden Menschen aufgebaut sein muß (sogenannte Prüfungen).

6. Daß Krankheit an sich nicht existiert, sondern nur ein Name zur Klassifizierung von Erscheinungen ist, die Abweichungen von einem Normalzustand bei Individuen darstellen.

7. Da Individualisierung wesentlich ist, das heißt, da in Krankheit oder Gesundheit zwei Menschen nie ganz gleich sind, unterscheiden Homöopathen, auch wenn sie klassifizieren müssen, sehr viel differenzierter. Beispielsweise gibt es für die Schulmedizin nur eine Krankheit ›Lungenentzündung‹, wenn diese auch in verschiedenen Formen auftritt (Bronchial- oder Lobär-Pneumonie, Typ I, II, III und IV); für die Homöopathie gibt es so viele Typen wie es Arzneimittelbilder gibt (jedes Medikament der homöopathischen Materia medica könnte bei Lungenentzündung eingesetzt werden, wenn man auch kaum eines über die dreißig oder vierzig am häufigsten verwendeten brauchen wird). Theoretisch müßte es ebensoviele Arten von Lungenentzündung geben wie Menschen, die sie haben, doch kann man, da es im

Vergleich zu den noch zu erprobenden Heilmitteln wenige bereits erprobte gibt, nur so viele Lungenentzündungs-Typen festlegen, wie wir Heilmittel für diese Krankheit haben.

Homöopathen klassifizieren, mit anderen Worten, Pneumonien als Aconit-, Bryonia-, Gelsemium-, Phosphor-, Antimonium-tartaricum-Pneumonie, etc.

8. Daß das Unterdrücken von Symptomen eine der größten Gefahren in der Medizin ist. Darüber wird in einer der späteren Vorlesungen noch die Rede sein.

9. Daß chronisches Leiden eine konstitutionelle Angelegenheit ist und eine grundsätzliche Tragweite bei der Verschreibung hat, die von großer Bedeutung ist.

Da wir nun die Haupt-Berührungspunkte und die Hauptunterschiede zwischen Homöopathie und Schulmedizin dargelegt haben, können wir nun zu unserer Frage nach dem Status der Homöopathie zurückkehren.

Homöopathie ist kein fanatischer Begriff, obgleich schon ein flüchtiger Blick in die Geschichte dieser Disziplin oft zeigt, wie wichtig es für sie war, sowohl von ihren Gegnern, als von ihren Anhängern so betrachtet zu werden. Sie ist eine besondere Form der Therapie und wird als solche vom modernen Studenten leichter angenommen, aber sie ist auch viel mehr als dies. ›Medizinisches System‹ ist ein Begriff, der mir wenig sagt; es klingt wie aus irgendeinem Lehrbuch oder wie eine Abhandlung über eine der unbedeutendsten ›...pathien‹[2].

Homöo-pathie ist keine ›pathie‹; es ist der erste Teil des Begriffes, ›homöo‹, Ähnlichkeit, den wir im Auge behalten müssen. Es ist eine Heilmethode, die sich auf Gesetze gründet, die wie alle großen Dinge auf einer weitreichenden Philosophie basiert. *Sie ist* das Kernstück der Medizin, ob das nun anerkannt wird oder nicht, und ist vollkommen im Einklang mit den Erkenntnissen der modernen Wissenschaft!

ABRISS DER HOMÖOPATHISCHEN WISSENSCHAFT

Die homöopathische Wissenschaft kann man in drei Bereiche einteilen: den theoretischen, der sich damit befaßt, wie und warum Heilmittel wirken; er ist so kompliziert, daß sich am besten fortgeschrittene Studenten damit befassen; den didaktischen, bei dem es um Regeln und Lehrsätze geht; und den praktischen, bei dem es um die Kunst geht, die Regeln beim Verschreiben von Heilmitteln für den jeweiligen Patienten anzuwenden, die Ergebnisse zu deuten und sie bei den folgenden Verschreibungen zu befolgen, um eine Heilung zu bewirken.

Werfen wir zunächst einen Blick auf den didaktischen Aspekt. Gesundheit ist für den Homöopathen ein Zustand der Harmonie zwischen den Teilen des Körpers, wie zwischen der Person als ganzer und dem Kosmos. Bei wirklicher Gesundheit ist die bis jetzt nicht erklärbare Lebenskraft ganz und gar wirksam. Gewöhnlich bezeichnet man sie als die vitale Energie, die im Krankheitszustand die eigentlich heilende Kraft ist.

Das Ziel der Gabe eines Simile ist es, die Lebenskraft zu stimulieren. Das Ziel hygienischer und mechanischer Maßnahmen ist es, ihr den Weg freizumachen. Kein Heilmittel kann eine Krankheit heilen, es kann nur der Lebenskraft so gut wie möglich helfen, wieder ungestört

11

wirken zu können. Krankheit ist für den Homöopathen ein Zustand der Disharmonie, der aus mindestens drei Faktoren besteht: einem krankheitserregenden Einfluß, der Anfälligkeit der betroffenen Person und der Individualität des Patienten, der die Form modifiziert, welche die Krankheit bei ihm annimmt.

Der Homöopath versucht nicht, den krankmachenden Einfluß zu heilen, sondern den Patienten selbst. Um den Patienten zu heilen, muß das ähnlichste Heilmittel verordnet werden.

Symptome sind für den Homöopathen die Sprache des Körpers, mit der er eine Disharmonie ausdrückt und nach dem Simile verlangt. Um dies verschreiben zu können, muß man die Gesamtheit der Symptome in Betracht ziehen, einschließlich der Geistessymptome: die Allgemein-Symptome, die der Patient in seiner Ganzheit äußert und zu denen seine Reaktionen auf meteorologische Einflüsse, auf die Zeit, auf Körperfunktionen und Ernährung etc. zählen; weiter die über jeden Körperteil des Patienten geäußerten Besonderheiten und ihre ›Modalitäten‹ (d. h., was verschlimmernd oder bessernd wirkt) sowie vor allem ›seltene, ungewöhnliche oder charakteristische‹ Einzelheiten; die verursachenden Faktoren wie Beschwerden durch Kummer, Durchnässung, Fahren im kalten Wind, Unterdrückung der Menstruation etc.; sowie die pathologischen Symptome, die auf eine besondere Affinität des Mittels zu gewissen Geweben und Organen hinweisen.

Die Homöopathie betrachtet ein akutes Leiden als eine eliminierende Entladung, die, wenn sie mit den geeigneten homöopathischen Mitteln behandelt wird, den Körper in gesünderem Zustand zurückläßt. Das heißt nicht, daß man der akuten Krankheit freien Lauf lassen soll; denn wenn die Symptome gleich zu Beginn vom *Simillimum* erfaßt werden, so wird die Krankheit im Anfangsstadium abgewendet und dennoch eine Reinigung des Organismus erreicht.

Kein akuter Fall, der von Anfang an homöopathisch behandelt wird, dürfte sterben, und es dürften keine bleibenden Folgen entstehen. Akute epidemische Erkrankungen erfordern oft ein oder zwei Epidemie-Heilmittel, die mit dem geographischen Auftreten der Krankheit variieren. In diesem Zusammenhang ist das Epidemie-Heilmittel eine großartige Prophylaxe, obgleich sonst das chronische Konstitutionsmittel immer die beste Vorbeugung ist. Folgeerscheinungen einer akuten Krankheit sind nicht unbedingt Ausdruck des akuten Leidens, sondern das Aufflackern der chronischen Krankheit, das durch den akuten Zustand wachgerufen wurde.

Die chronische Krankheit bleibt nicht stehen und zeigt, wenn sie unbehandelt bleibt, keine endgültige Heilungstendenz. Hier liegt das einzigartige Wirkungsfeld der Homöopathie. Praktisch jeder hat Symptome einer latenten chronischen Krankheit, und für den Homöopathen ist die chronische Krankheit die Basis der Anfälligkeit. Zieht man die Gesamtheit der Symptome von Geburt an in Betracht, so kann ein tiefwirkendes chronisches Konstitutionsmittel gewählt werden, das helfen wird, zukünftige akute Krankheiten abzuwehren und viele ererbte oder erworbene Beeinträchtigungen der Lebenskraft zu beseitigen.

Hahnemann teilte die chronischen Krankheiten in drei Hauptkategorien oder »Miasmen« ein: Psora, Syphilis und Sycosis. Sie können einzeln, in Verbindung untereinander oder mit einer durch falsche Behandlung iatrogen erzeugten Erkrankung zusammen auftreten. Das Gebiet der Miasmen ist die schwierigste und strittigste Frage in der Homöopathie; es ist jedoch die grundlegende These von der Wichtigkeit der chronischen Krankheit im Allgemeinen.

Hat man bei einer chronischen Krankheit das wirkliche *Simillimum* verschrieben, so werden die Symptome entsprechend der drei Hering'schen Richtungsgesetze geheilt: Von innen nach außen, von oben nach unten und in der umgekehrten Reihenfolge ihres Auftretens. Bei einer nicht homöopathisch behandelten chronischen Krankheit ist das nie der Fall, so daß man sicher sein kann, daß das Medikament die Heilung bewirkt und daß man das richtige Heilmittel gefunden hat, sobald

14

man diesen Ablauf beobachtet. Herings Gesetze sind so wichtig, daß wir ein Beispiel dafür geben wollen:

Ein Fall von rheumatischem Fieber, bei dem die Symptome in den Gelenken verschwunden sind und das Herz in Mitleidenschaft gezogen ist, wird mit dem *Simillimum* behandelt. Das Herz bessert sich, die Schmerzen kehren in die Schultern und Ellbogen zurück, verschwinden wieder, verlegen sich auf Knie und Fußgelenke, gehen dann aber vorbei und der Patient wird ganz gesund. Die Symptome wanderten von innen nach außen (vom Herzen zu den Gelenken), von oben nach unten (von den Schultern zu den Knien) und in der umgekehrten Folge ihres Auftretens (vom Herzen zu den Gliedmaßen anstatt von den Gliedmaßen zum Herzen).

Verschwinden die Symptome nicht in dieser Reihenfolge, hat man das falsche Medikament gegeben. Wenn ein Patient mit einer chronischen Krankheit ein anderes Symptom entwickelt, forschen Sie in der Krankengeschichte oder befragen Sie den Patienten gründlich, um bestimmen zu können, ob es sich um das Wiederauftreten eines alten Symptomes handelt (was ein gutes Zeichen ist; in diesem Fall darf kein weiteres Medikament gegeben werden).

Ist es kein altes Symptom, untersuche man das Arzneimittelbild des verordneten Medikaments. Erscheint das Symptom bei der Arzneimittelprüfung, geben Sie nichts, erscheint es nicht, muß die Wahl des Heilmittels überprüft werden.

Diese Heilungsgesetze können auch bei akuten Krankheiten gelten, gewöhnlich ist das aber nicht der Fall. Wenn das Krankheitsbild eines chronischen Leidens eine Unterdrückung einschließt, vor allem, wenn diese durch zu undifferenzierte Medikamentierung verursacht ist, wird das nach dem dritten Heilungsgesetz wirkende chronische Heilmittel manchmal die ursprüngliche Absonderung oder den Hautausschlag wiederkehren lassen.

Der Prozentsatz der Fälle, in der diese Wiederkehr an der ursprünglichen Stelle geschieht, ist relativ niedrig. Bei der richtigen Verschreibung jedoch wird eine Ausscheidung stattfinden, wenn auch nur in Form einer Diarrhoe oder eines Schnupfens. Einer der Fälle, in denen der praktizierende Arzt am meisten über eine gründliche Kenntnis der homöopathischen Gesetze verfügen müßte, ist dann gegeben, wenn er nach einer Verschreibung bei einer chronischen Krankheit einer solchen Absonderung mit mehr oder weniger akuten Symptomen gegenübersteht. Dann muß er entscheiden, ob es sich um die Wiederkehr einer alten Störung in ihrer ursprünglichen Form, um eine Kompensation, um eine neue akute Störung oder um eine Erstverschlimmerung handelt.

16

Im ersten Fall sollte er warten und ein *Placebo* geben und dem Patienten den Vorgang erklären, um ihn zu stützen. Im zweiten Fall sollte er versuchen, das gleiche zu tun. Wenn es sich aber um die dritte Möglichkeit handelt oder die zweite für den Patienten zu mühsam oder gar gefährlich ist, sollte man ein akutes Mittel verschreiben und in niedriger Potenz geben (in der dreißigsten oder sogar der zwölften, keinesfalls aber höher als in der zweihundertsten). Danach sollte die Wirkung des chronischen Medikaments nicht beeinträchtigt worden sein.

Oft wird das benötigte akute Mittel unter den akuten Ergänzungsmitteln des chronischen Medikamentes zu finden sein. Wenn, im vierten Fall, die Störung nur in einer Zunahme der Beschwerden des Patienten besteht oder in das Arzneimittelbild des verordneten chronischen Medikaments fällt, kann sie als Erstverschlimmerung klassifiziert werden und sollte ohne Medikamente (mit der Ausnahme von *Placebo*) behandelt werden, es sei denn, sie sei gefährlich, wie oben beschrieben. Wenn sie lebensgefährlich ist, weil infolge der Fortgeschrittenheit der Krankheit das Medikament in zu hoher Potenz verabreicht wurde, kann ein Antidot angezeigt sein.

Die Wahl des Gegenmittels wird in einer späteren Vorlesung besprochen. Wichtig ist vor allem, den Fall nicht zu verwirren und ihn durch die Gabe unnötiger

Medikamente zu verderben. Zusätzlich zu den akuten und chronischen Krankheiten gibt es natürlich auch durch Medikamente oder durch falsche Hygiene verursachte Krankheiten, und solche, die aufgrund ihrer Pathologie einen chirurgischen Eingriff erfordern und ebenso Störungen, die primär chirurgisch behandelt werden müssen, wie Fremdkörper, Brüche, extrauterine Schwangerschaft, etc.

Hier sollte auch ein Wort über Pathologie und Chirurgie gesagt werden. Vom homöopathischen Standpunkt aus gesehen sind viele pathologische Erscheinungen Zeichen der Abwehr des Organismus: Abszesse, Geschwüre, Tumore sind ein Versuch der Lebenskraft zur Lokalisierung und Verdrängung. Solche pathologische Erscheinungen sollten nicht operativ entfernt werden, bevor die kranke Konstitution, die sie produziert hat, geheilt wurde.

Oft wird die pathologische Erscheinung im Lauf des Heilungsprozesses kleiner oder wird absorbiert. Wenn nicht, bleibt sie wie ein Fremdkörper und ist damit ein Objekt für die Chirurgie. Wird er vor Ausheilung des konstitutionellen Übels entfernt, bewirkt das einfach, daß die Lebenskraft, ihres ›Ventils‹ beraubt, sich ein anderes sucht, indem sie entweder zu der gleichen Form Zuflucht nimmt oder eine tiefer sitzende Störung produziert. Manche der orthodoxen Homöopathen sind der

18

Ansicht, daß chirurgische Eingriffe, die nicht nur mechanische Fehler beseitigen sollen (wie eine Gebärmuttersenkung) für die Heilung ein Hindernis darstellen, da sie von dem Gedanken ausgehen, daß die Heilung bei der Entwirrung der Krankheit nur bis zu jenem Punkt zurückkehren kann, an dem der Knoten durch den chirurgischen Eingriff entfernt wurde und sie nicht darüber hinaus gehen kann. Es erfordert schärfstes Urteilsvermögen zu entscheiden, wann ein Fall zu weit fortgeschritten ist, um durch Medikamente helfen zu können, und die Notchirurgie in der Krise angezeigt ist. Die Behandlung mit dem homöopathischen Mittel sollte immer nach dem chirurgischen Eingriff fortgesetzt werden.

Bei all diesen Arten von Krankheiten sollte man, wenn sie falsch behandelt wurden, die Symptome des Patienten einbeziehen, die er vor der falschen Behandlung hatte, mit anderen Worten, die ursprünglichen Symptome in ihrer Gesamtheit erfassen.

Nachdem wir einen Blick auf den didaktischen Aspekt geworfen haben, wenden wir uns nun dem praktischen Teil der Wissenschaft zu. Das einzigartige Gesetz, das die Grundlage der ganzen Homöopathie bildet, ist: *similia similibus curentur*. Wie wir zu dieser Gleichung gelangen, das Studium der Heilmittel und des Patienten also, ist das Thema späterer Vorlesungen. Die Handhabung eines Falles, nachdem das erste Heilmittel ausgewählt worden ist, stellt den schwierigeren Teil der homöopathischen Behandlung dar.

Zunächst besteht die Notwendigkeit, nur ein einziges Medikament zu geben. Das schließt die Verwendung zusammengesetzter Mittel, die alternierende Gabe von Medikamenten und unhomöopathischer Adjuvantien wie Abführmittel, Schmerzmittel etc. aus. In einem Fall, indem mehrere Miasmen zugleich miteinander auftreten, kann es unmöglich sein, die Totalität der Symptome mit einem einzigen Medikament zu decken. In solch einem Fall beobachte man, welches Miasma sozusagen im Vordergrund steht und verschreibe für die Gesamtheit der Symptome *dieses* Miasmas; und wenn diese Symptome beseitigt sind, kann man, wieder mit einem einzigen Heilmittel, die nächste Ebene behandeln, die vielleicht aus einem weiteren Miasma besteht.

Manchmal kann das indizierte Heilmittel eines sein, das alle Miasmen erfaßt, wie zum Beispiel *Nitric acidum* Es ist aber nicht so, daß man während der Behandlung eines Falles hindurch immerzu nur ein einziges Medikament geben soll, auch wenn das wünschenswert wäre, aber immer nur ein Medikament auf einmal. Es kann nicht oft genug darauf hingewiesen werden, daß man nie unbedacht ein Medikament geben oder es oft wechseln soll. Bei akuten Fällen gilt das gleiche, daß nur ein einziges Mittel auf einmal gegeben werden soll, obwohl man in der weiteren Entwicklung des Falles das Medikament vielleicht wechseln muß; in diesem Fall ist nach der Ansicht einiger unserer großen Homöopathen am Ende des Zyklus zur Beendigung des Falles das ursprüngliche Mittel noch einmal indiziert. Weitere Einzelheiten über die Anwendung nur des einen Heilmittels folgen in der Vorlesung über die Verschreibung.

Der nächstwichtige Punkt bei der Wahl des einzigen ähnlichen Medikaments ist die Frage der Dosierung. Die klassische Regel verlangt die ›minimale Dosis‹. Wir ziehen den Begriff der ›optimalen Potenz‹ vor, der eine Potenz auf einer dem Patienten ähnlichsten Ebene im jeweiligen Momente bedeutet. Hahnemanns Wahl des Wortes ›minimal‹ hatte zwei Gründe, erstens gegen die großen Mengen von Medikamenten vorzugehen und zweitens darauf hinzuweisen, daß hohe Potenzen anders wirken als die rohen, d.h. unbehandelten Medikamente. Das ganze Problem der Potenzen wird in einer späteren Vorlesung ausführlich behandelt.

Als nächstes ist die Frage der Wiederholung der Dosis von Bedeutung. Als einfache Regel für Anfänger gilt, daß bei hohen Potenzen eine Dosis und dann *Placebos* gegeben werden sollten; die niedrigen Potenzen (die 30. und darunter) können der Wiederholung bedürfen. Nach der Verabreichung einer Dosis eines einzelnen Simile muß der Beobachter *wachsam sein und abwarten*.

Die Wirkungsdauer der Heilmittel und sie beeinflussenden Faktoren werden später besprochen. Die allgemeine Regel ist, daß man nichts anderes als *Placebo* geben soll, solange die Besserung anhält, mit anderen Worten, solange der Patient sich zunehmend besser fühlt, ungeachtet der Akzentuierung gewisser Symptome. Der Anfänger muß lernen nicht zu versuchen, etwas Gutes durch Wiederholung noch besser machen zu wollen, da dies alles zunichte macht. Dem Fall, der Potenz und dem Heilmittel entsprechend kann eine Wiederholung innerhalb einiger Stunden bei akuten Erkrankungen (oder weniger Minuten in verzweifelten Fällen), Wochen, Monaten oder sogar erst innerhalb eines Jahres oder mehr in chronischen Fällen notwendig sein, obwohl das Abwarten für den eifrigen Homöopathen vielleicht die schwierigste Probe ist. Er muß bewußt warten, sonst kann kostbare Zeit verschwendet werden.

Wie kann er nun aber wissen, ob das Heilmittel das richtige ist, und ob es noch wirkt? In akuten Fällen sollte das allgemeine Wohlbefinden des Patienten innerhalb weniger Augenblicke bzw. zwei oder drei Tagen eintreten. In chronischen Fällen kann das von ein paar Stunden bis zu einigen Wochen dauern; manchmal allerdings tritt eine Besserung erst nach der zweiten Dosis ein. In chronischen Fällen kann einem das oben erwähnte Hering'sche Gesetz zeigen, ob man auf dem richtigen Weg ist.

An diesem Punkt, nämlich während man die Wirkung des gegebenen Heilmittels beobachtet, muß man die homöopathische Verschlimmerung verstanden haben. Für eine Besserung ist eine Verschlimmerung nicht notwendig, sie erfolgt jedoch auch oft bei erfahrenen Ärzten. Der übliche Grund für eine starke Verschlimmerung ist ein Irrtum in der Potenzhöhe oder das Vorhandensein deutlicher pathologischer Veränderungen. Es gibt zwei Arten von Verschlimmerungen: die durch die Krankheit verursachte und die durch das Medikament verursachte. Erstere gehört zum natürlichen Verlauf der Krankheit und soll uns hier nicht beschäftigen.

Die zweite Form, die medikamentöse Verschlimmerung, die eine Art Reinigungsprozeß darstellt, ist ein Indiz für die Prognose des Falles und hat etwa zwölf erkennbare Formen, über die später gesprochen wird. *Ein angemessener Spielraum für die Verschlimmerung muß gelassen werden, bevor man eine Repetition des Medikamentes in Betracht zieht.* Eine generelle Regel besagt, daß sich der Patient sogar während einer Verschlimmerung im Allgemeinen besser fühlt. Die Frage der zweiten und folgenden Verschreibungen ist eine der wichtigsten im Bereich der Homöopathie und kann im Zusammenhang mit der Frage der Verschreibung später besser verstanden werden.

Ein anderer äußerst wichtiger Punkt der homöopathischen Lehre ist das Problem der Unterdrückung von Symptomen. Ihre Ursachen hängen von sehr vielen Faktoren ab; die Folgen der Unterdrückung, wenn sie unbehandelt bleiben, sind so fatal und bleiben häufig unerkannt; und die Resultate, wenn sie behandelt sind, so brillant, daß diesem Thema eine eigene Vorlesung gewidmet wird.

Die Homöopathie für einen Neuling klar und logisch darzustellen, ist beinahe unmöglich. Dem Studenten wird dringend empfohlen, die in den Anmerkungen [3] angegebenen Bücher wieder und wieder zu lesen.

Fallaufnahme

»Ein gut aufgenommener Fall ist schon halb geheilt«,
hat einer der Meister gesagt. Für eine gute homöopathische Verschreibung sind sehr viele Einzelheiten von we-
sentlicher Bedeutung, auf die in der üblichen Medizin
kein Wert gelegt wird. Der Homöopath muß seinen Patienten kennen, seine geistige, gemütsmäßige, seelische,
physische und soziologische Situation. Er muß bereit
sein, dem Fall entsprechend viel Zeit aufzuwenden, um
zu diesem Wissen zu gelangen. Er darf in einem chroni-
schem Fall nichts anderes als Placebo verschreiben, bis
er genug weiß. In einem akuten Fall muß er diese Faktoren ebenfalls berücksichtigen, sofern sie den akuten Zustand betreffen. Nehmen wir an, ein neuer Patient
kommt in die Praxis eines Homöopathen. Wie sollte
man vorgehen?

I. Der Arzt muß aufnahmebereit sein, wie eine photo-
graphische Platte, das Bild vom Patienten aufzunehmen. Er muß sich von Vorurteilen und vorgefaßten
Meinungen über den Patienten freimachen. Er muß ru-
hig und herzlich sein und nach der ersten Begrüßung
und der Frage »Was führt Sie zu mir?« oder »Sagen Sie
mir, welche Beschwerden Sie haben«, schweigen.

II. Der Arzt muß es dem Patienten möglich machen,
seine eigene Geschichte mit seinen eigenen Worten zu
erzählen. Fragen und Unterbrechungen jeder Art irritie-

ren den Patienten in diesem Stadium und können verursachen, daß dem Arzt wesentliche Informationen entgehen.

III. Der Arzt muß den Patienten von dem Augenblick an beobachten, in dem er das Sprechzimmer betritt, wobei die Einrichtung des Sprechzimmers so beschaffen sein sollte, daß das Licht auf den Patienten fällt.

IV. Die wichtigsten Punkte, die beachtet werden müssen, sind: 1) Die Persönlichkeit des Patienten. 2) Seine offensichtliche Gemütsverfassung, sowohl in Bezug auf ihn selbst, als auch auf den Arzt (ob er deprimiert, schüchtern mißtrauisch, wortkarg, ängstlich, verschämt ist etc.). 3) Sein augenscheinlicher physischer Zustand (Anzeichen für eine Erkrankung in der Gangart, in seiner Gesichtsfarbe, Atembeschwerden etc.). 4) Charakterzüge die sich in seiner Kleidung, seiner Sauberkeit, Ordentlichkeit oder seinem stolzen Auftreten etc. äußern.

Der Arzt muß jede Einzelheit, die ihm wichtig erscheint, in den Worten des Patienten notieren, wobei er in einer Spalte auf der linken Seite seines Blattes sowohl notiert, was der Patient sagt, als auch was ihm selbst auffällt, und dabei zwischen jedem Punkt etwas Platz läßt um dort zu notieren, was dem Patienten vielleicht nachträglich zu dem Thema noch einfällt, oder was der Arzt ihn später darüber befragt hat. Vielleicht zieht er es vor, drei einzelne Spalten oder Blätter anzulegen, ein Blatt für die Fakten, die die Geschichte des Patienten betreffen, cin zwcitcs für jene, die seine augenblicklichen physischen Symptome betreffen, und ein drittes für seine Geistes- und Gemütssymptome — dieses Vorgehen fordert jedoch Erfahrung und Geschicklichkeit. Für den Anfänger ist es sicherer, alle Punkte in der auftretenden Reihenfolge zu notieren und sie später bei der Ausarbeitung des Falles zu sortieren.

V. Wenn der Patient meint fertig zu sein, kann der Arzt ihn fragen: »Was noch?« und kann so, wenn er wartet, noch viele und oft noch wervollere Einzelheiten erfahren. Wenn der Patient eher zurückhaltend ist und nur kurze und objekive Angaben macht und es dem Arzt nicht gelingt, ihm mehr zu entlocken, ist es vielleicht besser, diese passive Methode aufzugeben und zu aktiven Fragen überzugehen. Das Ziel ist es, alles vom Patienten zu erfahren, was er über sich selbst weiß. Wenn der Patient zu gesprächig ist, mag es aus Zeitgründen notwendig sein, Abschweifungen zu verhindern, und äußerstes Taktgefühl ist notwendig, ihn dazu zu bringen, den roten Faden nicht zu verlieren, ohne daß dem Arzt dabei wichtige Nebenbemerkungen entgehen.

VI. Wenn der Patient seine Krankengeschichte erzählt hat, könnte es angebracht sein, daß der Arzt dem

Patienten erklärt, wie hilfreich unsere Heilmittel sein können und wie wichtig es für den Arzt ist, ein genaues Wissen über den Patienten als ganze Person einschließlich vieler, gewöhnlich übersehener, Details zu haben. Dies gefällt dem Patienten und wird es ihm erleichtern, die oft eher intimen Fragen, die nun notwendig sind, zu beantworten.

VII. Bis zu diesem Punkt können die normalerweise für eine Fallaufnahme notwendigen Symptome nicht angesprochen worden sein; auch jetzt sollte der Arzt noch nicht direkt nach ihnen fragen. Wenn in diesem Stadium die Konsultationszeit beendet ist, und der Patient nicht unter akuten Schmerzen oder seelischen Schwierigkeiten leidet und auch nicht von weit hergekommen ist, sollte, wenn möglich, für den nächsten Tag ein weiterer Termin ausgemacht werden, und der Arzt sollte dem Patienten sagen, daß eine baldige Untersuchung und die notwendigen routinemäßigen Labortests beim nächsten Termin gemacht werden müssen. Dem Patienten muß auch erklärt werden, daß eine 24-Stunden Urinprobe notwendig ist. Daran sieht er, daß der Arzt zu dem Interesse für alle Einzelheiten des Falles auch gründlich wissenschaftlich arbeitet.

VIII. Der Arzt sollte sich jetzt jeden Punkt vornehmen, den er notiert hat und den Patienten bitten, ihm mehr darüber zu sagen.Wenn der Patient nichts mehr darüber zu sagen weiß, sollte der Arzt sich bemühen,

die Modalitäten herauszufinden. Handelt es sich beispielsweise um Magenschmerzen, und der Patient sagt
spontan, daß die Schmerzen brennen, nicht in Verbindung mit den Mahlzeiten auftreten und nicht ausstrah-
len, muß der Arzt herausfinden, was sie verschlimmert
oder bessert, zu welchen Zeiten sie auftreten und mit
welchen Begleitsymptomen, in welcher Beziehung sie
zur Geistes- und Gemütsverfassung stehen, wenn das
überhaupt der Fall ist, etc. Wenn dann zu jedem Symptom die Modalitäten hinzugekommen und notiert sind,
muß der Arzt die Liste durchgehen und nachprüfen,
welche der möglichen Geistes- und Gemüts-, der Allge-
mein- und der sonderlichen Symptome und Modalitäten
noch nicht zur Sprache gekommen sind und den Patienten darüber befragen.

IX. Alle Fragen, die der Arzt stellt, müssen so lauten,
daß der Patient nicht mit einem einfachen »Ja« oder
»Nein« antworten kann, sondern zuerst nachdenken
muß. Der Arzt muß vermeiden, eine Antwort durch die
Form seiner Frage zu suggerieren und sich davor hüten,
nach den Symptomen eines bestimmten Heilmittels, das
ihm eingefallen ist, zu fragen. Hat er in der Krankengeschichte des Patienten ein genau umrissenes Arzneimittelbild vor Augen und möchte eine Bestätigung dafür
bekommen, muß er besonders darauf achten, den Patienten nicht zu der gewünschten Antwort zu verleiten,
sondern sogar das Gegenteil vorschlagen und auf die
Reaktion warten.

X. Wenn der Arzt alle oben besprochenen Punkte anhand eines systematischen Überblicks, den der Neuling während des Gesprächs vor sich haben sollte und den der erfahrene Arzt auswendig kennt (unten finden Sie einen Vorschlag für solch eine Liste von Fragen) berücksichtigt hat, muß er sich vergewissern, daß er den Patienten über alle Organe und Funktionen befragt hat, da ihm sonst wichtige Einzelheiten entgehen könnten, die auf ein Leitsymptom hinweisen könnten, welches einen veranlaßt, eines oder mehrere Arzneimittel nachzulesen.

XI. Die psychischen Symptome und Charakteristika des Patienten (die, wie wir später sehen werden, von größter Bedeutung sind, wenn sie sehr ausgeprägt sind) sollten im allgemeinen zuletzt erfragt werden, wenn das Vertrauen des Patienten in größerem Umfang gewonnen ist. Besonderer Takt und Einfühlungsvermögen von seiten des Arztes sind notwendig, um die Bedeutung der emotionalen Ursachen eines Leidens ermessen zu können; z.B. ist es nur wenigen Patienten klar, daß die Beschwerden durch Kränkung das wichtigste Symptom in ihrem Fall sein könnten oder daß unter Umständen die Unterdrückung von sexuellen Bedürfnissen oder Ärger in ihrer Krankheit die eigentliche Ursache sein könnte.

XII. Nach Abschluß des Gespräches muß der Patient das Gefühl haben, daß der Arzt ein aufrichtiges Interesse an seinem Fall hat, daß er sich die Zeit nehmen wird, den Fall gründlich zu studieren und zu repertorisieren, und daß die spezielle Methode der Homöopathie ihm nicht nur Erleichterung bringen kann, sondern eine grundsätzliche Besserung seiner Gesamtkonstitution, die darauf zielt, spätere Erkrankungen abzuwehren und die Kräfte und das Wohlbefinden des Patienten zu steigern. Eine gründliche Untersuchung und die routinemäßigen Bestimmung der Laborwerte oder besondere, durch die Anamnese erforderliche Tests müssen bei jedem neuen Patienten und bei alten Patienten wenigstens jedes Jahr einmal vorgenommen werden.

Der Patient muß wissen, warum er während der homöopathischen Behandlung keine anderen Medikamente einnehmen sollte, was die Gefahren supressiver Behandlung sind, wann er dem Arzt über die Veränderung seines Zustandes berichten sollte, und was er als unmittelbare Folge der Behandlung zu erwarten habe. Eine andere vielleicht wichtige Möglichkeit, den Patienten besser kennenzulernen ist es, die Ansicht der engsten Familienangehörigen oder Freunde zu berücksichtigen, Das ist manchmal gefährlich, da nervöse Patienten es nicht leiden können, wenn man über sie spricht.Der kluge Arzt aber kann auch durch scheinbar widersprüchliche Aussagen zu einer dem Fall gerechteren und einfühlsameren Einschätzung kommen.

Nunmehr sollte der Arzt ein ganz genaues Bild des Patienten in allen subjektiven, objektiven und pathologischen Aspekten haben. Aus dieser Gesamtheit der Symptome kann er durch exakte Hierarchisation, wie sie in einem der nächsten Kapitel beschrieben wird, zum richtigen Bild des Patienten und des Arzneimittels gelangen.

Vorschlag für ein Interrogatorium

I. Die Krankengeschichte des Patienten

II. Modalitäten oben stehender Symptome in der folgenden Reihenfolge:

a) Ursachen

b) Prodromalsymptome, Beginn der Störung, Verlaufsgeschwindigkeit, Reihenfolge, Dauer.

c) Charakter, Sitz, Lateralität, Ausbreitung und Ausstrahlung des Schmerzes oder der Empfindungen

d) Begleitsymptome und alternierende Symptome

e) Verschlimmerung oder Besserung

1. Zeit (Stunde, Tag, Nacht, vor oder nach Mitternacht);
Periodizität; Jahreszeiten; Mondphasen.

2. Temperatur und Wetter: gewöhnlich frostig oder hitzig; bei der augenblicklichen Erkrankung frostig oder hitzig; feuchtes, trockenes oder kaltes oder heißes Wetter; Wetterwechsel; Sturm oder Gewitter (vor, während oder nach); starke Sonnenbestrahlung, Wind, Nebel, Schnee, im Freien, im warmen Raum, beim

Wechsel von draußen nach drinnen, in stickigen oder überfüllten Räumen, bei Zugluft, bei Bettwärme, bei Ofenhitze, beim Abdecken

3. beim Baden (heiß, kalt oder im Meer), bei lokalen Anwendungen (heiß, kalt, feucht oder trocken)

4. in Ruhe oder Bewegung (langsamer oder schneller, beim Hinauf- und Hinuntergehen, beim Umdrehen im Bett, bei Anstrengung, beim Gehen, zu Beginn der Bewegung, nach einer Weile des Bewegens, während der Bewegung, nach der Bewegung), Übelkeit beim Autofahren oder Seekrankheit.

5. Stellung: im Stehen, im Sitzen (mit überkreuzten Beinen, beim Aufstehen vom Sitzen); beim Bücken (beim Wiederaufrichten nach dem Bükken), im Liegen (auf der schmerzhaften Seite, auf dem Rücken, auf der rechten oder linken Seite, auf dem Bauch, Kopf hoch oder flach liegend), beim Aufstehen vom Liegen, beim Neigen des Kopfes nach hinten, vorne oder zur Seite, bei geschlossenen oder geöffneten Augen, bei ungewöhnlichen Positionen wie Knie an der Brust.

6. äußere Einflüsse: feste oder leichte Berührungen, Druck, Reiben, Einengung (durch Kleidung etc.), Erschütterungen, beim Gehen,

durch Licht, Lärm, Musik, Gespräche, Gerüche.

7. Essen: im allgemeinen (vor, während, nach, bei heißen oder kalten Mahlzeiten oder Getränken), beim Schlucken (von fester oder flüssiger Nahrung, Leerschlucken), Saures, Fett, Salz, gesalzene Speisen, stärkereiche Nahrungsmittel Zukker und Süßigkeiten, grünes Gemüse, Milch, Eier, Fleisch, Fisch, Austern, Zwiebeln, Bier, Likör, Wein, Kaffee, Tee, Tabak, Medikamente etc.)

8. Durst: Menge, Häufigkeit, auf heiße, kalte oder eiskalte, saure, bittere etc. Getränke

9. Schlaf: allgemein, vor, während, beim Einschlafen, im ersten Schlaf, nach dem Schlaf, beim Erwachen

10. Menses (vor, während, nach oder bei Unterdrückung)

11. Schweiß: heiß oder kalt, Fußschweiß, an einzelnen Körperteilen oder unterdrückt

12. Andere Ausscheidungen: Bluten, Schnupfen, Durchfall, Erbrechen, Urin, Samenergüsse, Leukorrhoe etc., Unterdrückung dieser Ausscheidungen.

13. Coitus, Enthaltsamkeit, Masturbation

14. Gemütsbewegungen: Zorn, Kummer, Kränkung, Furcht, Schreck, Trost, Furcht vor Menschenansammlung, Erwartungsspannung, Unterdrücken dieser Gemütsbewegungen

f) Eigenartige, seltene und sonderliche Symptome

III. Der Patient in seiner Gesamtheit:

Die psychischen Allgemeinsymptome (über sie spricht man am besten zuletzt) und die physischen Allgemeinsymptome

1. Physische Allgemeinsymptome:

   a) Der konstitutionelle Typ des Patienten (endokrinologisch-homöopathische Zusammenhänge, Mangel oder Überschuß von Lebenswärme,. Reaktionsmangel, Überempfindlichkeit ect.)

   b) Beschwerden durch Gemütsbewegungen (siehe auch psychische Allgemeinsymptome), Unterdrückungen (von Gefühlen, von Ausscheidungen wie Menses, Schweiß, Fluor, Katarrh, Diarrhoe etc.; von Hautausschlägen; von Krankheiten wie Malaria, rheumatischem Fieber, Exanthemen, Syphilis, Gonorrhoe etc.; von pathologischen Zuständen wie Hämorrhoiden, Fisteln, Ulcera, Tonsillen, Tumoren oder anderen Fällen, die üblicherweise zur Chirurgie gehören etc.); durch Kälteexposition, Feuchtigkeit, Sonnenhitze etc., durch mechanische Einflüsse wie Überessen, Verletzungen etc.

c) Menses, Menarche, Regelmäßigkeit (zu früh oder zu spät), Dauer, Farbe, Konsistenz, Geruch, Menge, Blutklümpchen, Membranen, Schmerzen und deren Modalitäten, Begleitsymptome, Verschlimmerungen oder Besserung (vor während oder nach, sowohl physisch als auch psychisch), Menopause (und deren Symptome)

d) Andere Ausscheidungen: (siehe II, e, 12) Ursache, Farbe, Konsistenz, Geruch, scharf oder mild, Symptome durch Unterdrückung derselben, Symptome, die im Wechsel damit auftreten, heiß oder kalt, Absonderungen an einzelnen Körperteilen wie Schweiß, Seitenbeziehung, Besserung oder Verschlimmerung durch Absonderung (vor, während oder nach)

e) Schlaf: besser oder schlechter dadurch, Schlaflage, Verschlimmerung danach, Einschlafschwierigkeiten, häufiges oder zu frühes Erwachen, zu welcher Stunde, Somnambulismus, Sprechen während des Schlafes, Träume (siehe Geistes- und Gemütssymptome), Ruhelosigkeit während des Schlafes.

f) Ruhelosigkeit, Erschöpfung, Schwäche, Zittern, Frost,Fieber, etc.

g) Verschlimmerungen und Besserungen, den Patienten als ganzen betreffend (wie II, e, 1-14)

h) objektive Symptome wie Rötung der Körperöffnungen, übermäßiger, den Patienten als ganzen betreffender Haarwuchs

i) pathologische Befunde, den Patienten als ganzen betreffend, wie Neigung zu Tumoren, Athe-
romen, Zysten, Polypen, Warzen, Leberflek-
ken, individuelle und familiäre Neigung zu bestimmten Krankheiten oder Schwäche einzelner
Organe oder Gewebe (auch in Beziehung zu
Punkt a siehe oben, und zur körperlichen Untersuchung), sowie Neigung zu häufigen Erkäl-
tungen

2) Psychische Allgemeinsymptome

a) Willen: Zuneigung, Haßgefühle, Abneigungen
und Affekte (Selbstmordneigung, Lebensüber-
druß); Wollüstigkeit, Abscheu gegenüber Sexu-
ellem, sexuelle Perversionen; Ängste; Gier,
Habsucht, Freßsucht, Essen, Geldgier, Über-
schwänglichkeit der Gefühle, Nikotinsucht,
Trunksucht, Medikamentenmißbrauch, Träume, Mordlust, Verlangen oder Abneigung gegen Gesellschaft, Familie, Freunde; Eifersucht,
Mißtrauen, Hartnäckigkeit, Eigensinn, Depression, Geschwätzigkeit, Weinen, Lachen, Unge-
duld, Gewissenhaftigkeit

b) Verstand: Wahnvorstellungen, Delirium, Hal-
luzinationen, geistige Verwirrung, Verlust des
Zeitgefühls.

c) Intellekt: Gedächtnis, Konzentration, Fehler beim Schreiben und Sprechen

IV. Rasches Durchgehen aller Organe, beginnend mit dem Kopf, entsprechend der Reihenfolge von Kents Repertorium

V. Die Vergangenheit des Patienten in sieben Jahresperioden.

VI. Familienanamnese

VII. Körperliche Untersuchung und Labortests.

Die Kenntnis der Arzneimittel

Theoretisch kann jede Substanz oder Energie ein homöopathisches Heilmittel werden. In einer großen Zahl von sogenannten physiologisch unwirksamen Substanzen im Rohzustand sind verschiedene Stufen der Potenzierung notwendig, um die Arznei wirksam werden zu lassen. Im Augenblick existiert noch keine vollständige Liste aller homöopathischer Arzneimittel. Einer groben Schätzung zufolge sind zwei — oder dreitausend Arzneimittel in Gebrauch; neue Arzneimittel werden laufend entwickelt. Nur eine relativ kleine Anzahl dieser Arzneimittel ist entsprechend den Hahnemann'schen Anforderungen bis jetzt gründlich geprüft worden, und sehr wenige davon modernen, wissenschaftlichen, homöopathischen Maßstäben entsprechend. Die Arzneimittel, die anerkanntermaßen im Gebrauch sind, werden der Einfachheit halber in folgende Gruppen eingeteilt:

1. Mineralische Arzneimittel, zu denen Elemente, Metalle, Mischungen, Salze etc. gehören

2. Pflanzliche Arzneimittel

3. Arzneimittel tierischer Herkunft

4. Nosoden, die aus krankhaften Geweben und Sekreten gewonnen werden.

5. Sarkoden, welche Arzneimittel aus gesunden tierischen Geweben und Sekreten wie Uricum acidum

und Thyreoidinum sind. Dazu gehören auch endo-
krine Arzneimittel.

6. Imponderabilien, zu denen der magnetische Nord -
   bzw. Südpol, Elektrizität, Sonnenenergie etc. gehören.

Das Wissen über diese Arzneimittel wird aus den folgenden Quellen gewonnen: aus Arzneimittelprüfungen,
also Prüfungen an relativ gesunden Menschen; aus der
Toxikologie, die die Vergiftungssymptome und z.T. die
pathologischen Veränderungen beiträgt; aus Tierversu-
chen, Versuchen mit Organen und Geweben im Labor;
aus klinischer Verifizierung der Symptome durch Heilung; aus klinischem Auftreten von Arzneimittelsym-
ptomen währen der Medikation; und durch Heilerfolge
bei pathologischen Veränderungen des Menschen. Die
klassische Hauptquelle des Wissens über die Arzneimittel ist natürlich die Arzneimittelprüfung. Das Thema
der korrekten Arzneimittelprüfungen und ihrer Stan-
dardisierung ist von großer Bedeutung, kann aber in
diesem Grundkurs nicht ausführlich behandelt werden.

Nun kommen wir zur eigentlichen Methode, wie man
das Wissen des Gesamtbildes und auch der detaillierten
Symptome erlangt und behält. Das ist keine einfache
Aufgabe, wie jeder, der die Prüfungssymptome (einer
Arzneimittelprüfung) eines Polychrests wie z. B. Calca-
rea liest, feststellen wird. Kein Gehirn kann eine solche
Menge von Symptomen behalten, die oft untereinander

keine Beziehung zu haben und sich zu widersprechen scheinen. *Man muß lernen, wie man ein Arzneimittel studiert.*

Das wichtigste beim Studium eines Arzneimittels ist es, ein Gefühl dafür zu bekommen. Das Wesen der Homöopathie besteht in der Individualisation und darin, daß jedes gut geprüfte Medikament eine ganz fest umrissene Persönlichkeit hat; deshalb muß der Anfänger mit den verschiedenen Arzneimitteln der Materia medica vertraut werden als seien sie seine Freunde. Er muß in der Lage sein, sie aus Teilaspekten zu erkennnen, selbst wenn er das ganze Arzneimittelbild nicht sieht, so wie er auch einen guten Bekannten innerhalb einer Gruppe am anderen Ende des Raumes erkennen würde. Meister der Homöopathie sind so durchdrungen von den Arzneimittelbildern, daß sie ihre Wahl oft intuitiv treffen können; obwohl das für einen Anfänger gefährlich ist, sollte es doch das letzte Ziel sein.

Für ein systematisches Studium der Arneimittel schlagen wir folgendes Vorgehen vor:

Für jene, die keine Möglichkeit zu einer solch intuitiven Erkenntnis haben und jedenfalls für alle Anfänger muß das Studium eines Arzneimittels mit der genauen Kenntnis seiner Geistes- und Gemütssymptome beginnen. Das Innerste eines Menschen ist das wichtigste, darum müssen die psychischen Charakteristika und sonderlichen Symptome eines jeden Arzneimittels gründlich beherrscht werden. Sie können nicht in Erwägung ziehen, einer Frau, in deren Wäscheschrank die Wäsche ordentlich gestapelt und mit rosa Bändern umwickelt liegt, Sulphur als chronisches Mittel zu geben. Einem übermäßig Bescheidenen würde man nie Phosphor, einem schlampigen Menschen nie Arsenicum geben. Leider gibt es für viele unserer Arzneimittel keine voll entwickelten Arzneimittelprüfungen der psychischen Symptome; wo sie aber existieren, sind sie von größter Bedeutung.

Sehr viel mehr Mittel haben klar umrissene Modalitäten, mit anderen Worten, was verschlimmert oder bessert, unter welchen meteorologischen Bedingungen, sowie bei Bewegung, Hitze, Erschütterungen, Berührungen, Lage, verschiedenen Lebensmitteln oder speziellen Substanzen etc., die Symptome auftreten. Die fest umrissenen Verlangen und Abneigungen, Verschlimmerungen und Besserungen sollten sich in das Gedächtnis des Anfängers besonders einprägen, sowohl jene, die die Persönlichkeit als ganze, als auch jene, die den erkrankten Körperteil oft mit der gleichen, manchmal aber auch mit der entgegengesetzten Modalität betreffen. Von besonderer Bedeutung für die Kenntnis der Materia medica und oft in Büchern schwer aufzufinden sind die Ursachen einer Erkrankung, die für die verschiedenen Arzneimittel typisch sind. Diese können geistig-seelischer oder allgemeiner Natur sein.

Der Lernende sollte den Symptomen, die durch Emotionen verursacht sind, besondere Aufmerksamkeit schenken (z.B. Kränkung bei Staphysagria; Ärger bei Chamomilla, Colocynthis, Nux-vomica; Kummer bei Ignatia; Schreck bei Aconitum etc.) und ebenso jenen Beschwerden die durch Verletzung hervorgerufenen wurden (Arnica, Natrium-sulph.).

Beschwerden, die auf unterdrückte Absonderungen zurückgehen, sind von überragender Bedeutung, ob sie nun von Schleimhäuten stammen, wie Leucorrhoe oder Diarrhoe etc., oder von der Haut kommen, wie bei Schweiß oder Ausschlägen; oder von Operationen herrühren, die natürliche Ventile verschließen, wie Fisteln oder Hämorrhoiden. Die vierte wichtige Art von Ursachen ist jene, die auf Unterkühlung verschiedener Art, und auf nicht mechanische Ernährungfehler etc. zurückzuführen ist, wobei diese häufiger in akuten Erkrankungen zu finden ist.

Wenn der Studierende die verschiedenartigen Gesichtspunkte eines Arzneimittels beherrscht, sollte er die Körperteile studieren, zu welchen das Mittel eine besondere Beziehung hat, und sich eine Skizze einer menschlichen Figur mit den Angriffspunkten des Arzneimittels zeichnen. In diesem Zusammenhang wäre es gut, wenn er sich ein Diagramm der Zunge machen würde, deren Zustand oft charakteristisch ist und wichtige Hinweise für die Verschreibung gibt. Es wäre auch ratsam, wenn er sich Zeichnungen machen würde von den verschiedenen Körperteilen wie z. B. den Augen, mit Darstellung der verschiedenen Zustände des jeweiligen Organs, die durch das Medikament geheilt wurden. Diese Schemata helfen dem visuellen Gedächtnis. Man sollte nicht nur lernen, welches Organ durch ein Arzneimittel beeinflußt wird, sondern auch welche Gewebe, wie z. B. daß Bryonia für Entzündungen seröser Membranen paßt, was bei Belladonna selten der Fall ist.

Der Studierende sollte dann aus dem Durcheinander der Einzelsymptome die „auffallenden, seltenen und sonderlichen", die sogenannten Schlüsselsymptome des Arzneimittels herausfinden, um sie für sein weiteres Studium als Wegweiser jederzeit zur Hand zu haben.

In diesem Zusammenhang sollte er aus der Literatur Similes heraussuchen (wie die Analogie zwischen dem frühreifen Lycopodium-Kind und Paul Dombey) und ausdrucksvolle Bilder (wie z. B. „Versessen-Sein auf „Minz-Kuchen" [4] bei Carbo veg., das „Lebende Barometer" bei Rhus-tox., „Der düstere Depressive" bei Natrium-carb., der „zerlumpte Philosoph" bei Sulphur etc.). Er sollte vor allem auf die akute Symptomatik bei chronischen Mitteln und auf die verschiedenen Typen chronischer Eigenarten in jedem Arzneimittel achten. Er sollte die wichtigen Einzelheiten, die zu den Körperfunktionen, wie Menstruation, Schwangerschaft, Ver-

dauung, Schlaf und Ausscheidungen, ob nun durch
Haut, den Darm oder Harntrakt, in Beziehung stehen,
gcnauestens kennenlernen.

Er sollte sich eine Arzneimitteluhr herstellen, in der
die Zeiten der allgemeinen und lokalen Verschlimmerungen des betreffenden Arzneimittels eingezeichnet
werden.

Es ist von großem Nutzen (wenn es auch selten getan
wird, sich die Alternantien und die Begleitumstände
herauszusuchen und gut einzuprägen. (Die 2. Ausgabe
von Kents Repertorium enthält eine spezielle Hauptrubrik für alternierende Symptome; in der 3. Auflage sind
sie im ganzen Buch verstreut.) Für den Anfänger ist es
sehr hilfreich, sich die hauptsächlichen widersprechen-
den Symptome eines Arzneimittels zu notieren und darüber nachzudenken, warum sie sich im einzelnen Fall
widersprechen.

Nach all dem ist der Lernende in der Lage, die verschiedenen „Krankheiten", für die das betreffende Arzneimittel von besonderem Nutzen ist, zu notieren, ohne
daß er dabei Gefahr läuft, sich zu sehr von der Pathologie beeinflussen zu lassen.

Nachdem er die Polychreste durch und durch beherrscht, sollte er wiederum ihre Wirkung bei jeder Erkrankung vergleichen. Es gibt sehr wenig Literatur über
den Vergleich zwischen der physiologischen Wirkung
von Medikamenten und ihrer homöopathischen Wir-

kung; bei Studium jedes Arzneimittels sollte man jedoch seine pharmakologischen Wirkungen und seinen Gebrauch in der Schulmedizin in Betracht ziehen und mit dem homöopathischen Gebrauch vergleichen. Oft resultieren daraus wertvolle Hinweise und Analogien.

Der Studierende sollte das homöopathische Arzneimittelbild in Beziehung zur Endokrinologie, zu Stoffwechseluntersuchungen und zur Morphologie bringen.

Jede Woche studiere man ein Arzneimittel, beginnend mit relativ einfachen wie Aconitum, Belladonna, Bryonia und dann, wenn es zur Gewohnheit geworden ist, sich die Heilmittel gründlich einzuprägen, gehe man zu den wesentlichen Mitteln wie Sulphur, Calcarea, Silicea, Phosphorus etc. über.

Jedes Arzneimittel sollte mit Hilfe von mindestens zehn verschiedenen Büchern studiert werden, um das Mittel aus den verschiedenen Blickwinkeln der jeweiligen Persönlichkeit der verschiedenen Autoren zu sehen. Kein Mensch kann alle Aspekte eines anderen Individums oder eines Arzneimittels erkennen. Alle Mosaiksteine sind zur Vollständigkeit des Bildes notwendig. Wir empfehlen zum Studium die folgenden Bücher in der angegebenen Reihenfolge:

Kents Materia Medica, die zwar in zwanglosem Stil geschrieben ist, aber ein hervorragendes und eindringliches Bild der Arzneimittel gibt.

Nashs „Leaders", ein anregendes und verständliches

Buch, das jedoch gefährlich ist, wenn man es allein benutzt.

Allens „Keynotcs", für die das dasselbe gilt.

Clarkes „Dictionary of Materia Medica", das nicht die Prüfungssymptome angibt, sondern die »Charakteristika«, durch die man interessante Einzelinformationen und seltene hervorstechende Merkmale erfährt.

Herings „Guiding Symptoms", mit besonderer Beachtung der zweit- und drittgradigen Symptome, wodurch es das gründlichste und praktikabelste unserer Nachschlagewerke darstellt, obwohl es nicht die bildhafte Individualität der einzelnen Arzneimittel darstellt, wie es bei Kent der Fall ist.

Dunhams „Lectures on Materia Medica", sehr klar und einprägsam.

Hahnemanns „Reine Arzneimittellehre", die wichtigste Quelle zu diesem Thema, die nur deshalb so spät in der Liste erscheint, weil darin eine so große Zahl von Symptomen enthalten ist.

Testes „Materia Medica", ein einzigartiges Buch, das die Arzneimittel in einprägsame Gruppen einteilt.

Allens „Encyclopaedia of the Materia Medica", ein wegen der Fülle des Materials schwierig zu lesendes, aber sehr wichtiges Buch.

Jahrs „Handbuch", das viele anderswo nicht enthaltene Symptome beschreibt.

Zum Studium der Nosoden sei H. C. Allens „Materia Medica of the Nosodes" hinzugefügt und für seltene Mittel Kents „Lesser Writings", Hales „New Remedies" und Anshutzs „New Old and Forgotten Remedies". In deutscher Sprache ist Stauffers „Homöopathische Arzneimittellehre" ein klassisches Lehrbuch.

Der Anfänger sollte ebenso Farringtons „Clinical Materia Medica" lesen, obwohl es etwas verwirrend ist, und Hughes „Manual" oder noch besser seine „Cyclopaedia of Drugs Pathogenesy". Ferner Cowperthwaites „Materia Medica", Pierces „Plain Talks on Materia Medica for Nurses", Rabes „Therapeutics" und Bogers „Synoptic Key".

Vor Beendigung seines Studiums sollte man den Gebrauch jedes Arzneimittels in Notfällen auswendig lernen.

Bei der Überprüfung des Lernerfolges kann man sich die Rubriken aus Kents Repertorium vornehmen, in denen das jeweils studierte Arzneimittel im dritten (höchsten) Grad erscheint.

Wenn man nach diesem Plan vorgeht und es sich zur Gewohnheit macht, Arzneimitteltypen in der Straßenbahn, bei Zusammenkünften und sonst überall zu erkennen, wird man ein solides und breit gefächertes Wissen erwerben und viel Zeit sparen.

DIE WERTUNG DER SYMPTOME

Im Kapitel über die Fallaufnahme haben wir detailliert über die Hierarchie der Symptome gesprochen; Der Leser sollte im Zusammenhang mit diesem hier sich dieses frühere Kapitel nochmals vornehmen. Die Bewertung der Symptome ist vielleicht der wichtigste Teil der homöopathischen Arbeitsweise und für den Anfänger der schwierigste. Es gibt einige unabdingbare Regeln hierfür. Die Betonung, die der Patient selbst auf Symptome legt, ist verursacht durch die Terminologie der modernen Medizin und dem Umgang des Patienten mit nicht-homöopathischen Ärzten — oft völlig irreführend. Der Arzt muß Diagnosen und pathognomonische Symptome aussortieren (jene, die allen an einer bestimmten Krankheit leidenden Patienten gemeinsam sind wie z.B. Erbrechen bei Magen-Darm-Störungen).

Diese *pathognomonischen Symptome* sind vom Standpunkt der homöopathischen Verschreibung aus wertlos, wenn sie nicht durch Modalitäten qualifiziert werden. Der Arzt muß zwischen den relativ wertlosen pathognomonischen Symptomen, die im Bericht des Patienten oft im Vordergrund stehen, und den wertvollen kleineren subjektiven Symptomen, die der Patient oft nur nebenbei äußert, unterscheiden. Der Patient mag sich lang und breit über einen Schmerz oder ein Unwohlsein beklagen, die relativ irrelevant sind und sich schwerwiegender und hilfreicher Symptome, die

49

dem Arzt klar sind, nicht einmal bewußt sein.

Andererseits sollte der Arzt, gerade weil er weiß, daß Geistes- und Gemütssymptome von größter Wichtigkeit sind, nicht wie nach einer Stecknadel im Heuhaufen nach einem winzigen Gemütssymptom suchen, welches der Schlüssel zu seinem Fall sein könnte. Die Symptome sollten die gleiche Bedeutung, das gleiche Gewicht oder Gewichtigkeit im Fall des Patienten haben. wie es ihnen in der Hierarchie der Symptome zugeordnet wird. Beispielsweise klagt eine Frau über Verdauungsstörungen und gesteht überwältigende Ängste zu haben; somit sind die Ängste, als Geistes- und Gemütssymptome, von dominierender Bedeutung; wenn diese Frau jedoch heftige Magenschmerzen und nebenbei eine unbedeutende Angst hätte, wäre der Schmerz ein weit größerer Faktor in dem Fall und würde vor der Angst rangieren.

Eine dritte Regel ist, daß alle verwendeten Rubriken oder vielmehr Symptome, die den Rubriken entsprechen, tatsächlich vom Patienten stammen und verläßlich sein müssen.

Ein weiterer Grundsatz ist, daß drei oder mehr ähnliche Lokalsymptome ein Allgemeinsymptom bilden, z.B. wenn der Patient Brennen am Kopf, im Magen, an den Füßen und auf der Haut verspürt, kommt die allgemeine Rubrik »Brennen« zur Anwendung, während es sich um ein Lokalsymptom handelt, wenn das Brennen nur im Magen auftritt.

Wenn ein wertvolles Allgemeinsymptom, das der Patient berichtet, im Repertorium nicht gefunden werden kann, findet man es vielleicht unter der entgegengesetzten Rubrik. »Besserung bei kaltem Wetter« findet man im Repertorium unter »Verschlimmerung bei warmen Wetter«. »Besserung im Sommer« findet man unter »Verschlimmerung im Winter«.

Das wirft wiederum das delikate Problem der Interpretation der Begriffe innerhalb der Rubriken auf. Nur das Wissen über die genaue Bedeutung der Worte und der Psychologie, das ausreicht um intuitiv zu erfassen, was der Patient mit dem meint, was er sagt, sowie eine Vertrautheit mit jeder Rubrik im Repertorium wird den Arzt in die Lage versetzen, Symptome überhaupt zuordnen zu können.

Wenn man mit Vorsicht und Klugheit vorgeht, ist es manchmal nicht nur zu rechtfertigen, sondern auch notwendig, verschiedene Rubriken zu kombinieren, um die genaue Bedeutung zu finden. Es gibt zwei Arten zu kombinieren: Entweder man addiert alle Arzneimittel in zwei oder mehr Rubriken, vor allem dann, wenn die Rubriken klein sind; oder man nimmt nur jene Arzneimittel, die in allen verwendeten Rubriken erscheinen, was die Rangbestimmung des Arzneimittels erhöht. Ein Beispiel wie nach dieser letzteren Methode Rubriken kombiniert werden können, ist: Menses, scharf, zu früh, hellrot und geronnen.

Die Meinungen gehen auseinander über die richtige Einordnung pathologischer und objektiver Symptome (wie Rötung der Körperöffnungen). Nach der Kentschen Methode werden sie relativ niedrig bewertet, während die Boger-Methode gemäß seiner kleinen »General Analysis« die Betonung auf die pathologischen Allgemeinsymptome legt, die der diagnostischen Pathologie entgegengesetzt sind. Stearns bewertet die objektiven Symptome am höchsten, da sie seiner Meinung nach nicht irreführen können.

Es gibt verschiedene Arten von Pathologie. Es tauchen im Repertorium hie und da Krankheitsdiagnosen auf wie Scharlach, Sepsis, Chorea, Apoplexie etc., andere pathologische Zustände, die jedoch eher Symptome als Krankheiten sind, wie beispielsweise Krämpfe, Ödeme, Zyanose, Blutungen etc. und eine dritte Klasse, deren Bedeutung in der Tendenz des Körpers besteht, Veränderungen wie Warzen, Polypen, Fibroide, Tumoren etc. hervorzubringen. Das sind die wichtigsten pathologischen Rubriken, da sie die Tendenz der Gesamtkonstitution anzeigen.

Eine Rubrik wie Empyem, die man unter dem Kapitel Brust findet, ist ein pathologisches Lokalsymptom und von weniger großer Bedeutung, obwohl es in einem solchen Fall von großem Interesse sein kann, zu sehen, welche Arzneimittel je die Kraft gehabt hatten, diesen Zustand zu verursachen und zu heilen.

Die Wertung der Symptome

Nach Kent ist das Hierarchisationsschema folgendes: Geistes- und Gemütssymptome — Wille, Verstand, Intellekt.

Allgemeinsymptome — Zeit, Temperatur, Wetterlage, Bewegung, äußere Stimuli, Essen, Trinken, Schlafen, Kleidung und Baden.

Lokalsymptome — seltene und besondere Symptome und deren Modalitäten.

Nach der Kentschen Methode wählt der Arzt nach der vollständigen Fallaufnahme alle hervorstechenden Geistes- und Gemütssymptome aus und hierarchisiert sie nach der oben gegebenen Ordnung. Natürlich fügt er jene Gemütssymptome hinzu, die er selbst beim Patienten wahrnimmt oder als Ursache der Erkrankung erkennt. Das kann von einem oder auch gar keinem bis zu sechs oder sieben eindeutigen Geistes- und Gemütssymptomen gehen. Der Arzt nimmt dann die wichtigsten Allgemeinsymptome des Falles und hierarchisiert.

Die Geistes-und Gemütssymptome zusammen mit den Allgemeinsymptomen geben ihm die Arbeitsgrundlage für die Wahl eines chronischen Arzneimittels. Wenn der Arzt diese Symptome auf etwa fünf Arzneimittel durch repertorisiert hat, sollte er die Lokalsymptome hierarchisieren und nachprüfen, wie weit diese fünf Arzneimittel die Symptome decken. Dann muß er diese fünf Arzneimittel nehmen und sie in der Materia medica studieren, um das dem Fall ähnlichste auswählen zu können. Es ist offensichtlich, daß man bei dieser Methode von Allgemeinsymptomen ausgehend zu den Lokalsymptomen fortschreitet und den pathologischen Symptomen weniger Beachtung schenkt.

Bei der Boger-Methode werden weniger Symptome verwendet und es wird besonderer Wert auf pathologische Allgemeinsymptome gelegt; z.B. würde in Boger's „General Analysis" die Rubrik »Schärfe« in Frage kommen, wenn der Fall verschiedene wundmachende Absonderungen aufweist; wenn der Patient sich über besondere Trockenheit des Mundes, des Rektum, der Haut etc. beklagt, würde die Allgemeinrubrik »Trockenheit« benutzt. In dieser Methode sind die Geistes- und Gemütssymptome besonders wichtig; sie nehmen, wie in der Kent'schen Methode, den ersten Platz ein.

Stearns verwendet nicht mehr als fünf oder sechs Symptome, von denen eines ein Geistes-oder Gemütssymptom, eines ein pathologisches, eines ein objektives und zwei körperliche Allgemeinsymptome sind.

Boericke unterteilt diese Symptome in eine niedrig eingestufte und eine bestimmende Gruppe, wobei die erstere die gewöhnlichen, diagnostischen und pathologischen Symptome enthält, und die bestimmende Gruppe die subjektiven, die Modalitäten und die Allgemein-Symptome. Boericke vertritt wie Dr. Margaret Tyler in England den Gebrauch gewisser großer, Allgemeinru-

briken, wie z.B. Mangel an Lebenswärme als eliminierende Symptome, was von einigen Kentianern als gefährlich angesehen wird.

Es bleibt zu hoffen, daß der Student sich von dieser
Vielfalt der Methoden bei den Meistern nicht verwirren
läßt, und es ist sehr zu empfehlen, daß jeder Anfänger
sich zunächst mit der Kentschen Technik vertraut
macht, da die anderen Varianten abgekürzte Verfahren,
darstellen, die dem jeweiligen Charakter entgegenkom-
men. Sobald der Fall aufgenommen ist, und der Arzt
sich hinsetzt, um ihn durchzuarbeiten, ist es empfeh-
lenswert, beim Durchgehen der Symptome die Geistes-
und Gemütssymptome mit ›G‹, die Allgemeinsymptome
mit ›A‹, die pathologischen Symptome mit ›P‹ die Lokalsymptome mit ›L‹ und die objektiven Symptome mit
›O‹ zu kennzeichnen,und zwar am linken Rand mit
Farbstift.

Um noch größere Klarheit zu schaffen, sollte er die
sonderlichen Symptome rot unterstreichen, Die zum
Repertorisieren benutzten Symptome sollte er in der
Reihenfolge ihrer Bedeutung auf ein gesondertes Blatt
schreiben. Wenn er nach der Kentschen Methode vorgeht, kann er die Symptome nun in vorgedruckte Blätter
eintragen, die man bei der American Foundation of Homoeopathy erhalten kann, und die das Repertorisieren
sehr vereinfachen.

Nachdem der Anfänger die Symptome in der Reihenfolge ihrer Bedeutung aufgeschrieben hat, sollte er noch einmal überlegen, wie weit seine Symptomenliste mit seinem Eindruck des Patienten übereinstimmt und nachprüfen, ob irgendwelche Symptome des Falles zu hoch oder zu niedrig bewertet worden sind, denn von der korrekten Bewertung der Symptome hängt die Möglichkeit ab, das ähnlichste Arzneimittel zu finden, das zur Heilung führt.

Das Repertorisieren

Da niemand alle Symtome aller Arzneimittel im Kopf behalten kann, ist eine Konkordanz oder ein Verzeichnis notwendig. Solch ein Verzeichnis der Symptome nennen wir Repertorium. Es gibt etwa 50 davon, allgemeiner oder speziellerer Art, aufgebaut je nach den verschiedenen Systemen der Mittelfindung. Die beiden, die man unbedingt kennen sollte, bilden die Grundlage der beiden Hauptmethoden, nämlich das Repertorium von Kent und das von Boenninghausen.

Das Kentsche Repertorium: Sein Aufbau.

Das Kentsche Repertorium ist eine Zusammenstellung der Materia medica, gewisser früherer Repertorien wie z. B. das von Lippe, und klinisch verifizierter Symptome. Um im Kentschen Repertorium erfolgreich nach den Symptomen eines Falles zu suchen, die, wie im letzten Kapitel beschrieben, hierarchisiert wurden, muß man mit dem Aufbau des Buches, seinem Grundprinzip, aber auch seinen Widersprüchlichkeiten vertraut sein. Das Buch sieht ein Vorgehen von den Allgemeinsymptomen zu den Lokalsymptomen vor; die meisten Kapitel beginnen mit einer allgemeinen Rubrik. Das Buch ist nach der Anatomie eingeteilt (siehe Inhaltsverzeichnis) mit gewissen Ausnahmen, wie z. B. am Anfang PSYCHISCHE SYMPTOME und am Schluß die ALLGEMEINSYMPTOME; Ausscheidungen wie STUHL, SCHWEISS, URIN und AUSWURF, die als gesondertes Kapitel nach den jeweiligen Organen, die sie hervorbringen, folgen. Gewisse allgemeine Kapitel wie SCHWINDEL, HUSTEN, SCHLAF, FROST und FIEBER, werden ebenfalls gesondert behandelt. In jedem Kapitel sind die Rubriken alphabetisch geordnet, gleichgültig ob es sich um pathologische Symptome (wie z. B. »bohrt den Kopf ins Kissen«) handelt.

Auf jedes dieser Hauptrubriken folgen, wenn vorhanden, die Modalitäten in der angegebenen Reihenfolge: Zeit, Begleitumstände ebenfalls alphabetisch geordnet, sowie Ausstrahlungen, wobei dort nachgeschlagen werden muß, von wo ein Symptom ausgeht, und nicht, wohin es sich erstreckt, dann die einzelnen Lokalisationen wieder gefolgt von Zeit, Begleitumstände und Ausstrahlungen; und schließlich Empfindungen und ihre Modalitäten.

Zum Beispiel das Kapitel KOPF enthält keine Hauptrubriken für Lokalisationen, sondern die Lokalisationen sind den einzelnen Hauptrubriken untergeordnet; z.B. findet man die Empfindung » Kälte oder Schmerz« nicht unter dem Stichwort »Hinterkopf«, sondern bei der Hauptrubrik » Kälte« oder »Schmerz«, und darunter eingeordnet »Hinterkopf«.

Es muß daraufhingewiesen werden, daß bestimmte anatomische Regionen in diesem Repertorium kein eigenes Kapitel haben, z.B. Nacken, der teils unter HALS, ÄUSSERER HALS und unter RÜCKEN zu finden ist. Das

Kapitel ÄUSSERER HALS umfaßt die Region des vorderen Halses mit Kropf, Mandeln, Torticollis etc., während RÜCKEN das Genick und die Cervical-Region umfaßt. Weiter erscheinen Lungen, Herz, Aorta, Axillardrüsen, Mammae und Milch unter BRUST; der hintere Brustkorb erscheint unter RÜCKEN; die Pulssymptome findet man unter ALLGEMEINES; die Nebenhöhlen werden zwischen NASE und GESICHT aufgeteilt; Speicheldrüsen finden sich unter GESICHT anstatt unter HALS; Lippen unter GESICHT anstatt unter HALS oder MUND; Oesophagus findet sich unter HALS, und Leber unter ABDOMEN. Für das Kreislauf-, Drüsen-oder Nervensystem gibt es keine eigenen Kapitel, da dieses Buch nicht nach Systemen aufgebaut ist (Boerickes Repertorium ist es teilweise), aber die einzelnen Teile dieser Systeme finden sich verteilt über das Repertorium unter den entsprechenden anatomischen Kapiteln.

Viele Symptome, von denen man erwartet, sie unter ›Nervensystem‹ zu finden, erscheinen unter ALLGEMEINES, da sie eine Tendenz des Gesamtorganismus anzeigen, wie Analgesie, Chorea, Krämpfe, Lähmungen, Zittern etc. Zucken einzelner Körperteile erscheint unter dem entsprechenden anatomischen Kapitel wie z. B. GESICHT, EXTREMITÄTEN. Nervensymptome, die mit der Wirbelsäule zu tun haben, erscheinen unter RÜCKEN, wie Opisthotonus. Meningitis erscheint an zwei Orten, unter »KOPF, Entzündung, Meningen« und unter RÜCKEN,

Entzündung, Meningitis spinalis«. Ähnliche oder zusammenhängende Rubriken erscheinen oft an zwei oder mehr verschiedenen Stellen, z.B.: Dysmenorrhoe unter »GENITALE,WEIBLICH, Menses schmerzhaft«, »ABDOMEN, Schmerz, krampfartig, wie auch abwärtsdrängend, und auch schneidend, Menses«; ABDOMEN, Schmerz, Hypogastrium, Menses«; und »ABDOMEN, Schmerz, Menses, während«.

Es ist wichtig zu wissen, daß viele Rubriken, die als Lokalsymptome unter den jeweiligen Hauptkapiteln erscheinen, ebenso auch im letzten Teil, ALLGEMEINES wegen ihrer Beziehung zum Körper in seiner Ganzheit erscheinen;, z.B. findet man unter dem Kapitel »ALLGEMEINES, Menses« Verschlimmerung oder Besserung der Gesamtverfassung, vor, während oder nach der Menses, während man unter »WEIBLICHES GENITALE« den Typ und die Umstände der Menstruation oder sozusagen die Lokalsymptome findet.

Ebenso findet man unter dem Kapitel »ALLGEMEINES, Schweiß« Verbesserung oder Verschlimmerung des gesamten Körpers durch Schweiß, während man unter der Rubrik »SCHWEISS« die Art, Häufigkeit und die Modalitäten der Ausscheidung selbst findet. Schweiß, der an bestimmten Körperteilen auftritt, findet man unter dem jeweiligen Kapitel, in dem der Körperteil erwähnt wird, z.B.»ABDOMEN, Schweiß«. Kopfschweiß findet man

nicht unter »KOPF, Kopfschweiß«, sondern unter
»KOPF, Schweiß«. Allgemeine Besserung oder Beschwerden durch den Vorgang des Essens erscheint unter »ALLGEMEINES, Essen;« Unter »ALLGEMEINES, Nahrungsmittel« findet man die Verschlimmerungen und
Verbesserungen durch die verschiedenen Speisen, aber
unter dem Kapitel MAGEN Abneigungen und Verlangen
nach bestimmten Nahrungsmitteln.

Pathologische Diagnosen findet man häufig in dem
Kapitel »ALLGEMEINES« und manchmal als Hauptrubrik
in anderen Kapiteln, noch öfter aber als Unter-Rubrik
unter dem übergeordneten Zustand, z.B. findet man
Pleuritis unter »BRUST, Entzündung, Pleura« und Ap-
pendicitis unter »ABDOMEN, Entzündung, Apppendici-
tis«.

Andererseits findet man Empyem direkt unter
»BRUST, Empyem«, und Kropf unter »ÄUSSERER HALS,
Kropf«. Bestimmte pathologische Zustände, die eher
Symptome als Erkrankungen sind, z.B. Chorea,
Krämpfe, Cyanose, Ödeme etc. stehen im Kapitel »ALL-
GEMEINES«. Objektive Symptome sind über das ganze
Repertorium verteilt, oft als kleine unklassifizierte Ru-
briken, wie »brüchige Fingernägel«, unter »EXTREMITÄ-
TEN, brüchige Fingernägel«; Gebärden unter »PSYCHI-
SCHE SYMPTOME«; Beißen ebenso und rote Lippen unter-
»GESICHT, Farbe, rot, Lippen«.

Das Kentsche Repertorium: Seine Benutzung

Dieses Repertorium ist so aufgebaut, daß man die Fälle von den Allgemeinsymptomen ausgehend zu den Lokalsymptomen fortschreitend, durcharbeitet. Wir haben schon in dem Kapitel über Wertung der Symptome Kents Methode der Hierarchisation besprochen, wobei die Geistes-und Gemütssymptome die wichtigsten und die Allgemeinsymptome die zweitwichtigsten sind. Die meisten chronischen und viele akute Fälle können mit dem Repertorium auf Grund der Gemütssymptome und der Allgemeinsymptome bis auf 3—5 Mittel ausgearbeitet werden. Der Anfänger sollte mindestens 8 dieser Symptome verwenden, obwohl Experten den Fall oft mit drei bis fünf Symptomen zu lösen vermögen.

Der Anfänger muß sehr sicher sein, daß diese Symptome wirklich vom Patienten stammen (d. h. ihm nicht suggeriert wurden), und daß er die Ausdrucksweise des Patienten durch die Übersetzung in die Repertoriumssprache nicht verändert hat. Zudem muß ein Symptom das gleiche Gewicht oder Wichtigkeit im Fall des Patienten haben, wie sie ihm in der Hierarchisation der Symptome zugewiesen ist.

Wenn ein wichtiges Symptom im Repertorium nicht gefunden wird, findet man es oft unter einer synonymen Rubrik. Man muß wissen, daß jene Rubriken im Kapitel «ALLGEMEINES«, die nicht pathologischer Natur sind und nicht mit »besser durch« gekennzeichnet sind oder anders erläutert sind, und die auch keine Empfindungen oder Zustände sind, immer das Auftreten oder den Zustand bei dieser Situation bedeuten; z.B.» Essen, vor« bedeutet, daß ein Allgemeinsymptom vor dem Essen auftritt; »Koitus, nach« bedeutet das Auftreten nach dem Koitus etc. Viele Symptome mit »besser durch« sind weggelassen; man muß sie unter Verschlimmerung beim gegensätzlichen Symptom suchen; z.B. gibt es das Symptom »Besserung im Sommer« nicht, sondern findet man unter »Winter, im«. Manchmal müssen zwei oder mehr Rubriken kombiniert werden, um ein vorhandenes Symptom decken zu können. Sind die Rubriken sehr klein, ist es ratsam, die Mittel zu addieren.

Wenn aber eine der Rubriken groß und die anderen von mittlerer Größe sind, sollte man nur solche Arzneimittel nehmen, die sich durch alle betreffenden Rubriken durchziehen. Gewisse Rubriken sind so groß, daß sie fast nutzlos sind, es sei denn als eliminierende Symptome. Ein Beispiel dafür ist »Frostigkeit« des Patienten, die im Kapitel »ALLGEMEINES, Hitze, Mangel an Lebenswärme«, erscheint und dazu dient, alle ausdrücklich hitzigen Arzneimittel zu eliminieren, die sonst in einem gegebenen Fall durch die Allgemeinsymptome hochgradig herausgekommen wären.

In Erinnerung an das vorige Kapitel werden Sie wissen, daß die Allgemeinsymptome oder die differnzierten großen Haupt-Rubriken wie Traurigkeit, Erbrechen etc. für das Repertorisieren von geringem oder gar keinem Nutzen sind, und daß sowohl bei Allgemein- wie auch bei Lokalsymptomen ein seltenes, ungewöhnliches und auffallendes Symptom einen hohen Rang einimmt. Ein seltenes, ungewöhnliches und auffallendes Allgemeinsymptom wäre »bei Kälte des Körpers Verlangen nach Kälte« oder » bei Hitze des Körpers Verlangen nach Hitze« wie z. B. bei Campher; ein seltenes, ungewöhnliches und auffallendes Lokalsymptom wäre »Durst auf Eiswasser nur bei Frost« (Eup-per.).

Wir sagten, daß der Anfänger im Repertorium seine acht oder mehr Symptome heraussuchen, alle dazugehörigen Arzneimittel notieren sollte, wobei er für die fettgedruckten die Zahl 3, für die kursiv gedruckten die Zahl 2 und für die gewöhnlich gedruckten die Zahl 1 setzt. So verfährt er mit allen ausgewählten Symptomen. Die sich durch mehr als die Hälfte der Rubriken durchziehenden Arzneimittel werden mit ihren Brüchen aufgelistet, wobei der Zähler des Bruches die Gesamtzahl der Arzneimittelgrade und der Nenner die Zahl der Symptome, in denen das Arzneimittel erscheint, darstellt.

Nun kommen die Lokalsymptome an die Reihe, dabei beginnt man mit den auffallensten und achtet darauf, nicht zu kleine Rubriken zu verwenden.

Es ist sicherer, eine allgemeinere, mittelgroße Rubrik als eine exaktere, kleine Lokal-Rubrik zu verwenden. Man nimmt nur die wenigen Mittel, die hochgradig bei der Repertorisation der Allgemeinsymptome übrig bleiben. Wenn man nun diese wenigen Mittel mit denen der Lokalsymptome vergleicht, sieht man, wie wenige Mittel wirklich ähnlich zu den Allgemeinsymptomen sind, und wie wenige Mittel die Lokalsymptome des Falles decken. Nun fügt man zu dem Bruch der Allgemeinsymptome die Lokalsymptome hinzu und reduziert die Liste auf die drei oder fünf Arzneimittel, die in ihrer Summe am höchsten sind. Wenn man bei einem Arzneimittel auf 16/7 (sprich: »sechzehn zu sieben«) und bei einem anderen auf 15/8 kommt, so ist das erstere vorzuziehen, weil der Zähler höher ist.

Wenn man nun die Symptome in genauer Reihenfolge ihrer Bedeutung nach dem Kentschen Schema ausgewählt hat, sollten die beiden ersten oder die ersten drei Symptome in *den* Arzneimitteln erscheinen, die oben rangieren; wo das nicht der Fall ist, sollte man diesem Arzneimittel gegenüber mißtrauisch sein.

Man darf nicht vergessen, daß gewisse Arzneimittel wie Sulph., Calc., Nux., Puls. etc. meistens einen hohen numerischen Wert haben, weil sie so gründlich geprüft worden sind; wenn der Anfänger das nicht in Rechnung stellt und sein abschließendes Urteil nur auf Materia medica und vor allem auf die *Geistes-und Gemütssymptome* und den *Typus des Patienten* stützt, wird er diese wohl erprobten Polychreste *zu oft* verschreiben.

Andererseits darf man nicht vergessen, daß von manchen Arzneimitteln, wie Tuberculinum, im Repertorium nur ein Teil der Prüfungssymptome erscheinen, daß nur etwas mehr als 500 Arzneimittel im Repertorium verwendet werden, und daß sehr wenige der Nosoden und der Doppelsalze gebührend behandelt werden.

Wenn die Arzneimittel numerisch auf drei bis fünf reduziert worden sind, muß man in den verschiedenen Materiae medicae vor allem ihre Geistes-und Gemütssymptomen nachlesen und den vorliegenden Fall neu durchsehen und mit jedem dieser Arzneimittel vergleichen. Die miasmatischen Beziehungen zwischen dem Patienten und den Arzneimitteln, die stark hervortreten, müssen in Betracht gezogen werden.

Für das weitere Vorgehen in der Behandlung des Falles, sowohl für akute als auch chronische Zustände, sollte man eine Liste der konstitutionellen Mittel, die hochgradig durchgehen, eine der Nosoden, die ebenfalls ganz vorne liegen und eine der am höchsten zu bewertenden, akuten Arzneimittel anfertigen. Diese Arzneimittel oder ihre Komplementärmittel werden für alle in Zukunft auftretenden Krankheiten des Patienten passend sein, soweit nicht ein epidemisches Mittel notwendig wird. Im idealen Fall sollte auf dem Repertorisationsblatt in der Symptomenspalte jedes Symptom im Wortlaut des Patienten stehen und in der 2. Spalte die dazugehörige Rubrik des Repertoriums mit entsprechender Seitenangabe. Es gibt vorgedruckte Blätter zum Repertorisieren, auf denen die Hauptmittel angeführt sind und die numerierte Spalten die Symptome etc. enthalten, die eine große Erleichterung sind und Zeit sparen.

Das Boenninghausensche Repertorium: sein Aufbau

Boenninghausens Therapeutisches Taschenbuch, eines der frühesten Repertorien, basiert hauptsächlich auf Hahnemanns »Reiner Arzneimittellehre«; der Entwurf hatte Hahnemanns Zustimmung. Das Buch besteht aus sieben Teilen. Obwohl jeder dieser Teile in sich abgeschlossen ist, findet man in jedem von ihnen nur einen Teil eines Symptoms, welches nur durch einen oder mehrere Teile des Buches vervollständigt werden kann. Zum Beispiel ist die Lokalisation des Schmerzes im 2. Teil zu finden, die Art des Schmerzes im 3., die Verschlimmerung oder Verbesserung entsprechend Zeit oder Umständen im 6. oder die notwendigen Begleitsymptome in verschiedenen anderen Teilen.

Die sieben Teile sind:
1. Geistes- und Allgemeisymptome
2. Körperregionen und Organe
3. Empfindungen und Beschweden in alphabetischer Reihenfolge erst im allgemeinen, dann im speziellen, der Drüsen, der Knochen, der Haut und der Extremitäten
4. Schlaf und Träume

5. Fieber mit Frost, Kreislauf und Schweiß (der 2., 4. und 5.Teil enthalten Modalitäten)
6. Verschlimmerungen und Verbesserungen unter Berücksichtigung von Zeit und Umständen
7. Beziehungen der Arzneimittel untereinander.

In Teil 7 findet man unter jedem Arzneimittel die Überschriften der vorangegangenen Teile 1—6 und darunter die im entsprechenden Teil angewendeten Arzneimittel, die zum betreffenden Arzneimittel in Beziehung stehen. Am Ende jedes Arzneimittels findet man eine Liste anderer verwandter Mittel und der Gegenmittel.

Das Boenninghausensche Repertorium: sein Gebrauch

Dieses Repertorium basiert noch mehr auf Allgemeinsymptomen als der Kent. Die Rubriken in den verschiedenen Teilen, die sich mit den unterschiedlichen Aspekten eines Symptoms befassen, werden dazu benutzt, alle Arzneimittel zu eliminieren, die sich nicht durchziehen. Das ist eine raschere und leichtere Methode als die Kentsche, aber zu allgemein, und außerdem findet man hier eine Vielzahl von Symptomen überhaupt nicht. Ferner gibt es sehr wenige Rubriken. Unter »Geistes-und Gemütssymptome« sind es nur 7 Seiten von 482.

Bogers» General Analysis« basiert auf diesem Repertorium, und seine einzigartige Methode, mit diesem die Fälle durchzuarbeiten, verdient Aufmerksamkeit.

Das Boerickesche Repertorium:

Das Kentsche Repertorium in seiner vorliegenden
Form ist so unhandlich, daß man es nicht stets mit sich
herumtragen kann. Weder das Boenninghausensche
noch das Kentsche Repertorium behandeln die Materia
medica. Zwei Bücher, die Materia medica und Repertorium kombinieren, eignen sich gut für die Arzttasche-
.Eines davon ist Bogers »Synoptic Key«, wovon seine
»General Analysis« eine abgekürzte Ausgabe ist; das
andere ist Boerickes »Materia Medica mit Repertorium«.

Das Boerickesche Repertorium ist dem Kentschen
ähnlicher als das Boenninghausensche, aber Boericke
hat einige der anatomischen Abteilungen neu geordnet.
Zum Beispiel erscheint Schwindel unter KOPF; Nebenhöhlen fallen unter das Gebiet NASE; Lippen sind unter
MUND anstatt unter GESICHT zu finden: die ZUNGE hat
eine eigene Abteilung, wie auch das ZAHNFLEISCH; Oesophagus findet sich unter HALS anstatt unter MAGEN;
Nahrungsmittel, die nicht vertragen werden, findet man
unter MAGEN, zusammen mit Verlangen und Abneigungen. Rectum und Stuhl sind unter ABDOMEN zu finden;
alle urologischen Symptome sind unter HARNSYSTEM zu-
sammengefaßt; die Mammae sind richtig unter WEIBLI-
CHE GENITALIEN eingeordnet; hier findet sich auch ein
sehr guter Abschnitt über Schwangerschaft, Wehen und
Stillen; nach den Genitalorganen kommt das Kapitel

aber ungenau ist. Für eine eilige, akute Verschreibung in der Praxis kann es von Nutzen sein. Ein neues Lochkarten-Repertorium, exakt nach Kent, wird zur Zeit von Dr. Pulford aus Toledo, Ohio ausgearbeitet. Bogers Karten entsprechen genau seinem »Synoptic Key«.

Diese verschiedenen Methoden des Repertorisierens sprechen verschiedene Charaktere an, beziehungsweise sind für verschieden gelagerte Fälle geeignet, wobei die Boger-Methode Fällen mit deutlicher Pathologie und wenigen anderen Symptomen entgegenkommt, die Kentsche Methode für Fälle mit ausgeprägten Geistes- und Gemütssymptomen und einer individuellen Anamnese geeignet ist; die Boenninghausensche Methode ist am besten für akute Schmerzzustände und eindeutige Modalitäten, für Fälle ohne feinere Differenzierungen.

Zum Schluß dieses kurzen Überblicks über die Methoden des Repertorisierens möchten wir empfehlen: Man studiere die Kentsche Methode zu Beginn und zum Schluß und höre niemals damit auf.

Die Potenzwahl

Nachdem man die ersten sechs Kapitel dieses kurzen Studienkurses gründlich verstanden und die begleitende Literatur studiert hat, sollte man in der Lage sein, das Simillimum auswählen zu können. Das ähnlichste Arzneimittel ist aber erst dann ein wirkliches Simillimum, wenn die Potenz genau der Ebene des Individuums in seinem augenblicklichen Krankheitsstadium angepaßt wurde. Unsere Theorie lehrt uns, daß pathologische Symptome, ja selbst Bakterien, nur Endergebnisse einer Krankheit sind, und daß die wahre Ursache wesentlich tiefer liegt und viel weniger materiell ist als jene. Um diese Ursache einer sogenannten Krankheit wirklich zu beseitigen, muß man ein Medikament verabreichen, das auf derselben oder zumindest annähernd derselben Ebene einwirkt, wie diese tiefere Ursache. Daraus folgt, daß man bei Geistes- und Gemütsbeschwerden und Erkrankungen mit eindeutig psychischer Ursache die hohen Potenzen (XM und höher) anwenden würde; und daß man im Gegensatz dazu bei grob materiellen Zuständen, wie bei eindeutig organischen und pathologischen Veränderungen die niedrigeren und mittleren Potenzen wählen würde.

Im allgemeinen reagieren also funktionelle Störungen, bei denen die Symptome subjektiv oder noch physiologisch sind, und wo die Lebenskraft intakt ist, auf hohe Potenzen gut, und die organischen Störungen eher

auf die niedrigeren. Auch ist es ein Unterschied, ob es
sich um eine akute oder chronische Krankheit handelt.
Zum Beispiel hat Diphtherie eine ausgeprägte Pathologie, wie auch die Pneumonie; ihre Pathologie ist erst seit
kurzem bestehend und schnell fortschreitend, deshalb
kommen hohe Potenzen in Betracht. Im allgemeinen
reagieren akute Krankheiten gut auf hohe Potenzen, vor
allem von akuten Mitteln (hohe Potenzen tief wirkender
chronischer Arzneimittel könnten gefährlich sein, wenn
sie bei akuten Zuständen indiziert sind). Gewisse akute
Krisen, denen chronische Leiden zugrunde liegen, z.B.
Herzasthma, müßte man mit mittleren oder niedrigen
Potenzen behandeln, weil die hohen Potenzen mehr
aufrühren würden, als die Lebenskraft angesichts der
fortgeschrittenen chronischen Pathologie vertragen
kann.

Bei chronischer Verschreibung ist es eine sichere Regel, mit der zweihundertsten Potenz zu beginnen, wenn
es nicht wegen der Natur des Arzneimittels, des Grades
der Pathologie oder der Tiefe des Miasmas gefährlich
ist. Es ist deshalb ein großer Vorteil mit der 200. Potenz
bei chronischen Krankheiten zu beginnen, weil man
dann im Verlauf der Behandlung eine ansteigende Serie
von Potenzen zur Verfügung hat. Das Kentsche Ideal
besteht darin, die Wirkung einer Potenz ganz auszuschöpfen (siehe das später folgende Kapitel über Wiederholung) und dann zur nächsten überzugehen, diese

wieder auszuschöpfen usw., bis zur höchsten bekannten Potenz dieses Mittels, wenn kein Wechsel des Medikamentes indiziert ist (Hahnemann bezeichnet bei einem gegebenen Fall seine Potenzhöhe als oberste Grenze am Ende einer Serie, die in der Lage ist, gerade noch eine sehr leichte Verschlimmerung der Symptome hervorzurufen. Unserer Erfahrung nach kann man gewöhnlich die höchst bekannte Potenz des wahren *Simillimums* benutzen und immer noch eine Wirkung erzielen, obwohl manchmal die Wirkung bei der CM-Potenz endet).

Wenn die ganze Skala durchlaufen ist, und dasselbe Arzneimittel immer noch in Frage kommt, beginnt man wieder mit der 200. Potenz und steigert erneut. Es gibt viele berühmte Hersteller von homöopathischen Potenzen, entweder handgeschüttelt, wie die Jenichen Potenzen oder durch verschiedene Maschinen hergestellt. Als allgemeine Regel kann gelten, daß man in einem Behandlungsfall am besten bei der Potenzserie den Hersteller nicht wechselt, z.B. nimmt man von den Kentschen Potenzen die 200, M, XM, CM etc.

Andererseits könnte, wenn ein neuer Reiz nötig ist, bei Anwendung des gleichen Arzneimittels, ein Wechsel etwa von den Skinner-Potenzen zu den Finckeschen Potenzen den Fall neu beleben. Für diejenigen, die etwas von Rhythmen und Zyklen verstehen, kann es, nach Anwendung der aufsteigenden Potenzserie eines Arzneimittels, gut sein, zu einer der unregelmäßigen Potenzen des gleichen Mittels eines anderen Herstellers überzugehen; z.B. haben wir die Erfahrung gemacht, daß Skinners Lyc 2M anstatt Kents M gut wirkte oder daß Finckes 43M besser wirkte als die 50M Potenz von Kent. Dieser Wechsel scheint einen neuen Rhythmus oder Zyklus in Bewegung zu setzen; es hat den Anschein, als sei die Lebenskraft vom Dezimalsystem erschöpft und antworte mit einem erneuten Umschwung auf den Wechsel des Potenzgrades.

Dies sind jedoch neuere Erkenntnisse. In verzweifelten Fällen, wo bei akuter Krankheit der Patient ums Überleben ringt, sind hohe Potenzen ebenso indiziert, jedoch bei unheilbaren Krankheiten, die das Endstadium einer chronischen Krankheit darstellen, führen die sehr hohen Potenzen zur Euthanasie. Bei chronisch unheilbaren Fällen sind tiefe oder mittlere Potenzen angebracht; ausgenommen die Lebenskraft ist relativ gut und die pathologischen Veränderungen sind nicht allzu ausgeprägt; gewöhnlich muß hier das tiefwirkende *Simillimum* vermieden und ein Palliativ gegeben werden. Wenn solch ein Palliativum nicht zu tief wirkt, wie *Sang., Rumex, Puls.* etc., kann man es selbst in unheilbaren Fällen in einer relativ hohen Potenz geben.

Eine weitere Schwierigkeit ist das Problem der Potenz = wahl bei akuten Krankheiten, die während einer chronischen Behandlung auftreten. Patienten, die lange unter chronischer Verschreibung stehen, zeigen mit der

Zeit immer weniger akute Erkrankungen; mit anderen Worten: Ihre Anfälligkeit ist beseitigt. Manchmal jedoch treten Ausbrüche latenter Psora auf, vor allem wenn durch das richtige chronische Arzneimittel die Vi = talität gesteigert wird, etwa wie eine Art Ventil oder wie ein Frühjahrsputz der Lebenskraft. Das wichtigste Problem für den Arzt ist es, in diesem Fall nun zu entscheiden, ob die akuten Symptome, die während einer chronischen Behandlung auftreten, eine Erstverschlimmerung darstellen, und wenn ja, ob sie eine Verschlimmerung ist, die auf die reaktive, heilende Kraft des Körpers zurückgeht, oder eine Arzneimittelverschlimmerung darstellt, die auf einer Übersensibilität oder auf einer falschen Potenzhöhe beruht. Wenn entweder das eine oder das andere der Fall ist und die Verschlimmerung nicht zu stark auftritt, sollte man nur Placebo geben. Wenn die Verschlimmerung lebensbedrohliche Formen annimmt oder unerträgliche Schmerzen mit sich bringt (hier wäre ein Antidot angezeigt) oder wenn aus sozialen Gründen die Krankheitserscheinungen im Augenblick untragbar sind, kann man ein akutes Mittel in den mittleren Potenzen, vor allem der 30. oder 200. Potenz geben, was wahrscheinlich die Wirksamkeit des chronischen Arzneimittels nicht beeinträchtigt.

Bei akuten Verschlimmerungen oder Ausbrüchen aktiver, chronischer Erkrankungen kann man oft ein akutes Ergänzungsmittel oder ein, dem chronischen Arzneimittel verwandtes Mittel, geben. In diesem Fall kann das chronische Arzneimittel ebenso ungestört weiterwirken. In sehr ernsten, akuten Erkrankungen im Verlauf einer chronischen Behandlung ist es manchmal besser, das akute Arzneimittel in hoher Potenz zu geben und, nachdem der akute Zustand vorüber ist, den chronischen Fall wieder aufzunehmen, wobei sich oft ein völlig neues Bild ergibt. Die Wahl dieses akuten Mittels zieht die ursprünglichen chronischen Symptome in Betracht, legt aber mehr Gewicht auf die akute gegenwärtige Entwicklung.

Bei vielen Zuständen deutlicher Gewebeveränderungen wie Adhäsionen, chronischer cardialer Dekompensation können sehr tiefe Potenzen, sogar Urtinkturen wirksam sein. So niedrige Potenzen wie die 12. oder gar die 6. sind manchmal bei einer Einzeldosierung bei so ernsten Zuständen wie Tuberkulose wertlos, jedoch die 30. oder 200. Potenz eines Arzneimittels wie *Phos.* oder *Sil.* wirkt verschlechternd auf den Organismus.

Aus diesem kurzen Überblick über die Möglichkeiten der Potenzwahl wird deutlich, daß wir den Gebrauch hoher Potenzen in den meisten Fällen vorziehen. Die Frage der Potenzierung ist der strittigste Punkt in der Homöopathie; selbst in unseren Reihen sind heute strenge Homöopathen sogenannte Tiefpotenzler. Sie folgen darin Hughes und berücksichtigen bei ihrer Verschreibung mehr den pathologischen Aspekt. Die strengen Kentianer bevorzugen mit wenigen Ausnahmen die hohen Potenzen.

Die Wahl der Potenzen wird auch vom Grad der Empfindlichkeit des Patienten beeinflußt. Bestimmte Personen sind übersensibel (was oft auf falsche homöopathische Behandlung zurückgeht) und werden auf jedes Arzneimittel, das man ihnen gibt, mit Prüfungssymptomen reagieren; deshalb brauchen sie mittlere Potenzen. Andere Patienten reagieren eher träge (was oft auf zu intensive allopathische Behandlung zurückgeht). Bei diesen Patienten werden oft sehr hohe Potenzen notwendig sein, um überhaupt eine Wirkung zu erzielen, oder sie brauchen eine alle paar Stunden wiederholte tiefe Potenz bis eine günstige Wirkung einsetzt.

Ein dritter Typ von Patienten ist der mit schwacher Konstitution, dessen Lebenskraft leicht überfordert ist. Hier ist die Wiederholung einer Arzneimittelgabe die größte Gefahr. Robuste Patienten werden bei akuter Krankheit eine Wiederholung hoher Potenzen sehr gut vertragen, bis eine günstige Reaktion einsetzt, obgleich das Ideal eine einzige Dosis wäre. Kinder vertragen hohe Potenzen besonders gut, und im allgemeinen brauchen Patienten in höherem Alter mittlere Potenzen, außer im Fall einer Euthanasie.

Manche Personen leiden unter Idiosyncrasien sogar bei homöopathischen Potenzen gewisser Substanzen. Ein gewisser Grad von Empfindlichkeit auf ein Arzneimittel muß vorhanden sein, da sonst der Patient nicht empfindsam genug ist, um geheilt werden zu können;

wo sie jedoch in extremem Maß auftritt, sollte man mittlere Potenzen bevorzugen. Wenn Patienten durch gewohnheitsmäßige Einnahme grobstofflicher Substanzen vergiftet sind, ist es in der Regel nicht ratsam, diese Substanz in hoher Potenz zu geben, sondern besser ein Antidot in hoher Potenz zu verordnen. Beispielsweise werden Patienten, die lange Zeit Calomel bekamen, nicht durch hohe Potenzen von *Mercurius*, sondern vielleicht z.B. *Hepar* gebessert. Andererseits gibt es Ausnahmen, wie eine chronische Empfindlichkeit auf *Rhus*—Vergiftung; in diesem Fall kann *Rhus-tox.* CM diese Tendenz beseitigen. Wenn nicht, ist ein tiefer wirksames Anti-psoricum in Übereinstimmung mit der Gesamtheit der Symptome indiziert.

Gewisse Arzneimittel haben die Eigenschaft, nach chronischer Vergiftung mit grobstofflichen Drogen, von Chinin oder Silbernitrat, die Ordnung wiederherzustellen,wie nach deren Mißbrauch z.B. *Natrium-mur.* Die sehr niedrigen Potenzen, wie die D3 und D6, sind in den Händen *genauer* Verschreiber sehr gefährlich. Das mag aber vor allem auf die übliche Gewohnheit der häufigen Repetition zurückzuführen sein.

Große   Sorgfalt
muß man bei der Potenzwahl bestimmter, sehr tiefwirkender Arzneimittel bei schweren chronischen Erkrankungen walten lassen. Beispielsweise *Kali-c.* bei Gicht, *Sulph., Sil., Tub.* oder *Phos.* bei Tuberkulose; *Psor.* bei

Asthma; *Ars.* und *Lach.* bei vielen anderen Erkrankungen. Diese Arzneimittel sollten selbst von jenen, die fast immer höhere Potenzen verschreiben, nur in der 30.Potenz gegeben werden.

REPETITION

Die Einzelgabe ist die dritte der drei Hauptsäulen der Homöopathie. Der Grund hierfür liegt auf der Hand, denn nur ein einziges Mittel kann das Ähnlichste in einem bestimmten Zeitpunkt für den Zustand eines bestimmten Patienten sein. Wenn der Arzt sich zwischen zwei Arzneimitteln nicht entscheiden kann, hat er noch nicht die Totalität der Symptome aufgenommen oder die Arzneimittel, die er ausgewählt hat, entsprechen nur oberflächlich Fragmenten oder Einzelaspekten des Falles.

Zudem ist das *Simillimum* eine Persönlichkeit mit eigenem Rhythmus, man könnte fast sagen, es hat eine eigene, durchdringende Aura, und im flüchtigen Augenblick seiner Anwendung ergreift es vom Patienten völlig Besitz, wodurch es die Lebenskraft belebt und sie so dazubringt, den Erneuerungsprozeß einzuleiten. Zwei oder mehr Arzneimittel anzuwenden, würde bedeuten, zwei verschiedene Rhythmen in Bewegung zu setzen, mit nur partieller und disharmonischer Wirkung. Zudem kann der Arzt, wenn er mehr als ein Arzneimittel anwendet, nicht wissen, welches Medikament zur Heilung geführt hat, und verliert so eine Quelle der Erkenntnis für die zukünftige Behandlung. Da schließlich bei einer Prüfung nur ein Arzneimittel jeweils geprüft werden kann, so kann auch nur ein Mittel zum gegebenen Zeitpunkt heilen.

Manche Bastard-Homöopathen geben, wenn sie im Zweifel sind, mehrere Mittel zugleich. Das bedeutet, daß sie nur symptomatisch verschreiben, ein Arzneimittel für ein Symptom oder Organ und ein anderes für ein anderes Symptom oder Organ. Jedes dieser Arzneimittel kann, wenn es auf homöopathische Weise ausgewählt wurde, jene Teilsymptome vertreiben, auf die es zielte; aber, das Eigentliche der Erkrankung, die Totalität der Symptome und die tiefere Ursache, von der all diese verschiedenen Symptome nur die Manifestation sind, wird unberührt bleiben und sich einfach über andere Wege und Folgesymptome weiterhin äußern.

Andere halbherzige Homöopathen, selbst solche mit großem Materia-medica-Wissen, die aber die Theorie nicht wirklich verstanden haben, wechseln die Mittel. Diese Praxis kann nicht scharf genug verurteilt werden, da sie den Patienten in temporäre Hochs ohne wirklichen Fortschritt schaukelt.

Viele moderne französische Homöopathen geben ein tiefwirkendes Hauptmittel und zusätzlich ein oder mehrere sogenannte Drainagemittel, das chronische Arzneimittel in hoher Potenz und die Drainagemittel in niedriger Potenz, wobei der Grundgedanke ist, daß das Drainage-Mittel ein Ventil für die Krankheit öffnet. Diese

Drainage-Mittel zielen auf die Produktion einer Absonderung oder die Stimulation der Sekretionsorgane etc. Dies ist eine neuere Variante, die bei Hahnemann, den alten Meistern oder Kent nicht erwähnt wird, und von der die Homöopathen nichts halten, die sich »klassische« nennen.

Auch das Thema des interkurrenten Mittels muß hier erwähnt werden. Viele strenge Kentianer sind der Meinung, daß es so etwas nicht gibt oder nicht geben sollte, und daß, gibt man nach einer Potenzreihe des gleichen Arzneimittels ein neues Mittel, um den Fall in Bewegung zu bringen oder sich entwickeln zu lassen, es sich in diesem Fall nicht um ein interkurrentes Mittel, sondern in diesem Stadium um das *Simillimum* handelt.

Die Ansichten darüber, ob man das einzige Arzneimittel in einer oder mehreren Gaben verabreichen soll, ist geteilt. Die Anhänger der hohen Potenzen befürworten eine einzige Dosis, wenn auch zwei, drei oder mehr Gaben einer Hochpotenz in kurzen Intervallen (alle 4, 8 oder 12 Stunden) gegeben werden können, vor allem in sehr akuten Fällen mit Fieber, wo der gesteigerte Metabolismus das Arzneimittel sozusagen schnell verzehrt. Bei langsam fortschreitenden Krankheiten wie Typhus können hohe Potenzen ebenfalls in kurzen Abständen wiederholt werden, in jedem Fall aber *ist es ein absolutes Gesetz, daß kein Arzneimittel mehr gegeben werden* darf, sobald die Besserung einsetzt. Solange eine Besserung des Zustandes beim Patienten anhält, sollte das Arzneimittel nicht wiederholt werden. Nicht nur, daß es keinen Sinn hat ›Zuviel des Guten‹ zu tun — die Wiederholung eines Mittels das noch gut wirkt, antidotiert sich selbst und verhindert sogar die Heilung.

Manchmal jedoch stellten wir fest, wenn eine bestimmte Potenz wirksam war, daß dann eine höhere Potenz des gleichen Mittels den Fall zu einer schnelleren Heilung führte. In dieser Beziehung ist es interessant, die kürzlich von Gordon aus Edinburgh veröffentlichte Theorie der doppelten Dosierung zu erwähnen. Gordon gibt sein Arzneimittel in zwei Gaben acht Stunden hintereinander, wobei die erste Gabe eine niedrigere und die zweite eine höhere Potenz des gleichen Arzneimittels ist z B. gibt er beim Zubettgehen Phos. 200 und Phos. M beim Aufstehen, Da dieses Verfahren noch nicht genügend erprobt ist, sollte man es nicht unbesehen übernehmen.

Einige der Meister benutzen eine niedrigere Potenz nach einer höheren und haben damit gute Resultate. Das scheint mit der Reihenfolge des Fortschreitens einer Krankheit übereinzustimmen, die von innen nach außen und von oben nach unten geht. Diese Methode wurde noch weniger benutzt als die andere, und es gibt keine Statistik darüber, ob diese Fälle mit der niedrigeren ursprünglichen Potenz sich ebenso gut oder besser entwikkelt hätten.

Eine weitere Methode der mehrfachen Dosierung, die fast auf eine aufgeteilte einzelne Dosierung hinausläuft, ist die der sogenannten *Plusmethode*. Plusmethode bedeutet, daß man die Gabe in einem, zu einem Drittel mit Wasser gefülltem, Glas auflöst, davon zwei Teelöffel nimmt, den Rest wegschüttet, wieder Wasser bis zu einem Drittel auffüllt, umrührt und schüttelt, dann wieder zwei Teelöffel voll als zweite Gabe nimmt usw. Das hebt die Potenz leicht zwischen den einzelnen Gaben und ermöglicht ein weiteres Wirkungsspektrum, was besonders bei hartnäckigen Fällen und Rückfällen indiziert ist. Wenn bei gewöhnlichen akuten Erkrankungen sehr niedrige Potenzen angewendet werden, sind wiederholte Gaben notwendig, bis eine Besserung einsetzt; in den meisten Fällen wären, beispielsweise bei einem Fall von Herz-Dekompensation, in dem Crataegus indiziert ist, zwei Tropfen der Tinktur in Wasser abends und morgens, eine Woche lang. angebracht. Bei deutlicher Pathologie und geschwächter Vitalität, könnte das den Fall besser voranbringen als eine einzelne Hochpotenzgabe von Crataegus, obwohl man letztere später noch folgen lassen kann. Von Ärzten, die niedere Potenzen vorziehen, sollte Bryonia D3, in Form von Kügelchen oder in Wasser, in Intervallen von einer bis zu vier Stunden, entsprechend der Entwicklung des Falles bei akuter Krankheit, bei der Bryonia angezeigt ist, gegeben werden. Ich persönlich würde unter den gleichen Umständen eine Einzelgabe Bryonia in hoher Potenz eher befürworten. Soviel zur Anwendung der ersten Gabe oder Gaben, bevor eine positive Wirkung abzusehen ist.

Danach taucht die Frage der zweiten Verschreibung auf. *Hier ist die Regel, nie ein Arzneimittel zu wiederholen oder zu wechseln, während der Patient auf dem Weg zur Besserung ist.* Wenn bei akuten Erkrankungen die Besserung offensichtlich stagniert, kann es nötig sein, dasselbe Arzneimittel in der gleichen oder in einer höheren Potenz zu wiederholen oder, wenn das Arzneimittel nicht das wirkliche *Simillimum* war, durch ein neues Arzneimittel die Heilung abzurunden. Man muß sicher sein, daß das Stocken des Heilungsprozesses nicht auf emotionale, mechanische oder hygienische Gründe zurückgeht, oder nicht nur eine kurze Verschlimmerung oder ein Zutagetreten einzelner Symptome bedeutet. Bei chronischer Behandlung muß man einige Zeit warten, zwischen drei und vier Tagen, ja bis zu zwei oder drei Wochen oder mehr, da die Lebenskraft sich ausgesprochen zyklisch verhält, und eine echte Heilwirkung nicht unterbrochen werden darf, bis man sicher ist, daß die Wirkkraft erschöpft ist. Kent betont das so eindrucksvoll mit der Aufforderung, man müsse *»beobachten und abwarten.«*

Der Zeitraum zwischen der ersten und zweiten Verschreibung kann von wenigen Minuten bis zu einem

Jahr oder mehr dauern und hängt völlig von der allgemeinen Besserung des Patienten ab. Hat man eine wirkliche Besserung beobachtet, und hat man vor allem in chronischen Fällen die Wirksamkeit der Heringschen Regel sich bewahrheiten sehen, muß man abwarten. Durch zu häufige Repetition sind mehr Fälle verdorben worden als durch irgend etwas anderes.

In diesem Zusammenhang ist es natürlich notwendig zu wissen, welche Arzneimittel Langzeitwirkung haben; obgleich es auch Fälle gibt wie den von *Bryonia* 30, wo ich in einem chronischen Fall eine einzige Gabe über zwei Jahre wirken sah. Jeder sollte die kleine Schrift von R. Gibson Miller »The Relationship of Remedies« kennen, in der die annähernde Wirkungsdauer angegeben ist.

Aber der einzig wirkliche Hinweis auf die Wirkungsdauer eines jeden Arzneimittels in der jeweiligen Potenz beim einzelnen Patienten ist das Aufhören des allgemeinen Wohlbefindens. Im allgemeinen sollte, wenn man ein guter Homöopath ist, eine einzelne oder, wie oben beschrieben, eine aufgeteilte Gabe bei kurzen, akuten Erkrankungen genügen, worauf nach Überstehen der Krankheit ein chronisches Arzneimittel folgen soll, das den Gesamtorganismus in Ordnung bringt. Wenn der Wechsel eines Arzneimittels in einer akuten Erkrankung indiziert ist, ist es oft notwendig, nach Beendigung des akuten Zustandes zu dem ursprünglichen Arzneimittel zurückzukehren.

Das nächste Kapitel wird sich mit dem Thema der zweiten Verschreibung oder Verschlimmerung befassen. Es bleibt hier nur noch ein Wort zu sagen über die Bedeutung des *Placebo*. Ein berühmter Arzt sagte; »Sac. lac. ist das zweitbeste Arzneimittel«. Patienten, die ein tiefes Verständnis für Homoöpathie haben, sind oft mit einer einzigen Gabe über lange Intervalle ohne die Einnahme von Placebo zufrieden, dennoch kann es angebracht sein, auch ihnen bei der Visite eine kleine Gabe Placebo zu verabreichen.

Die meisten Patienten wollen oft Medizin nehmen; nicht nur damit sie das Gefühl haben, daß etwas geschieht, sondern auch daß sie für Notfälle etwas zum Einnehmen haben, und deshalb ist es nicht nur redlich, sondern notwendig, ihnen eine ausreichende Menge von Placebo zu geben. Es ist klug, die Patienten daran zu gewöhnen, Pulver oder Kügelchen als Placebo zu nehmen, die ihrem jeweiligen Arzneimittel ähnlich sehen und ihnen nicht die verlockenden, braunen, rosafarbenen oder grünen glänzenden Tabletten zu geben.

So kompliziert diese elementaren Regeln klingen mögen, sie sind nur der Anfang der homöopathischen Weisheit. Jeder sollte Kents Vorlesungen »Zur Theorie der Homöopathie« besitzen und mindestens einmal im Jahr lesen; ebenso sollte er mit den Schriften von Stuart Close, Gibson Miller, Sir John Weir vertraut sein, wie auch mit den »Lectures on Therapeutics« von Dunham und Joslin und natürlich mit dem Fundament unserer Kunst — Hahnemanns »Organon«.

IX. DIE VERSCHLIMMERUNG

Wenn man weiß, wie man das Arzneimittel und die
Potenz auswählt, und in wievielen Gaben man es gibt,
ist der nächste Schritt zu lernen, wie man den Fall beobachtet. Der Arzt muß in der Lage sein zu entscheiden,
ob das verabreichte Arzneimittel überhaupt wirkt, und
wenn, ob die Wirkung gut ist, und welche Prognose zu
erwarten ist. Er muß die Wirkungsdauer seiner Arzneimittel bei jedem individuellen Fall zu bestimmen in der
Lage sein — kurz gesagt, wenn er seine Reise zur Heilung begonnen hat, muß er sicher sein, daß er im richtigen Zug sitzt, und daß er weiß, wann und wo er umstei-
gen muß. Zwei Dinge sind ihm hauptsächlich bei diesen
Entscheidungen von Nutzen, und beide hängen von einer sorgfältigen Beobachtung ab, wobei es vor allem
darum geht, sich den Patienten genau anzuschauen,
denn was der Patient einem sagt, ist oft irreführend.
Der erste Anhaltspunkt ist die Verschlimmerung. Bestens wird dieses Thema in den Kapiteln 34 und 35 von
Kents Vorlesungen »Zur Theorie der Homöopathie«,
aus denen wir einen Großteil des Folgenden entnehmen,
beschrieben.

Die Arten der Verschlimmerung, die beobachtet werden können, sind folgende:

1. Eine lang dauernde Verschlimmerung mit nachfol-
   gendem Verfall des Patienten. Das bedeutet entweder, daß der Patient unheilbar ist, oder daß er

von der Reaktion auf eine zu hohe Potenz über-
wältigt wurde. Das geschieht gewöhnlich in Fällen
mit ausgeprägter Pathologie, wo jedoch die Lebenskraft noch fähig ist, Symptome hervorzubringen. Im Abschnitt über die zweite Verschreibung
werden wir behandeln, was in solch kritischen Si-
tuationen zu tun ist. Der Arzt muß jedoch, bevor
er zu einer zweiten Verschreibung übergeht, sicher
sein, daß es sich wirklich um eine Verschlimmerung der ersten und nicht um eine der zweiten Art
handelt.

2. Diese zweite Art besteht nämlich in einer langan-
   dauernden Verschlimmerung, auf die eine langsa-
   me Besserung folgt. Dies bedeutet, daß es sich um
   einen ernsten Fall an der Grenze der Unheilbarkeit
   handelt, der jedoch noch rechtzeitig abgefangen
   wurde.

3. Die dritte Art der Verschlimmerung ist eine rasche,
   kurze und heftige, auf die eine rasche Besserung
   des Patienten folgt.Diese Art ist die wünschens-
   werteste, und ist ein Zeichen dafür, daß die Besserung lang anhalten wird, und daß die strukturellen
   Veränderungen nicht die lebenswichtigen Organe
   betreffen. Abszesse und eiternde Drüsen sind in
   diesen Fällen manchmal Teil der Verschlimmerung. Das ist ein gutes Zeichen und sollte nicht unterbrochen werden.

4. Bei der vierten Art gibt es praktisch keine beob-
achtbare Verschlimmerung und dennoch erholt
sich der Patient anhaltend. Das ist ideal und ein
Zeichen dafür, daß keine schwere organische Erkrankung vorliegt, und daß die gewählte Potenz
dem Fall genau entsprach, vor allem, wenn die
Symptome während der Besserung dem Heringschen Gesetz folgen, von dem später noch die
Rede sein wird.

5. Die fünfte Art besteht in einer kurzen Besserung,
auf die eine Verschlimmerung folgt. Das bedeutet
entweder, daß das Arzneimittel nur palliativ wirkte und die konstitionellee Verfassung des Patienten nicht berührte, bzw. daß der Patient unheilbar
ist, oder daß ein tiefer wirkendes miasmatisches
Mittel wie ein Katalysator nötig ist, um das indizierte Arzneimittel zur Heilung zu befähigen. Beispielsweise hatte ich einen Silicea-Fall, der sich
8—10 Tage lang deutlich besserte und dann zu-
rückfiel, auch ein Wechsel der Potenz hielt nicht
länger an; Tuberculinum jedoch schlug an, und
von da an wirkten auch andere Arzneimittel.

6. Eine weitere Art der Verschlimmerung ist jene, bei
der die entwickelten Symptome sich als Prüfung
des Arzneimittels erweisen. Das kann auf eine
Überempfindlichkeit gegenüber dem bestimmten

Arzneimittel von seiten des Patienten zurückgehen; der Patient könnte auch idiosynkratisch sein und eine Reaktion auf jedes verabreichte Mittel zeigen. Diese Patienten brauchen mitteltiefe Potenzen und sind oft nicht behandelbar und damit unheilbar.

7. Eine weitere Form der Verschlimmerung ist jene, bei der nach Anwendung eines Arzneimittels neue Symptome auftreten. Das ist ein Hinweis darauf, daß die Verschreibung nicht richtig war. Dies wird bei der Zweiten Verschreibung behandelt.

8. Hier geht es um eine Art der Verschlimmerung, bei der die individuellen Symptome deutlicher hervortreten, während der Patient sich insgesamt besser fühlt. Hierbei folgen oft alte Symptome, die in der entgegengesetzten Reihenfolge ihres Auftretens erscheinen (siehe die Heringsches Gesetz). Das ist ein sehr günstiges Zeichen. Der Arzt muß die Reihenfolge der auftretenden Symptome notieren. Wenn sie in der falschen Abfolge auftreten, d.h. von außen nach innen, so ist das gefährlich; wenn sie von innen nach außen gehen, ist es günstig.

9. Eine weitere Variante, bei der keine deutliche Verschlimmerung auftritt, ist eine sehr kurze Besserung der Symptome ohne spezielle Verschlimmerung. Diese Art ist der fünften sehr ähnlich und veranlaßt den Arzt, ein miasmatisches Arneimittel zu suchen.

10. Manchmal gibt es eine anhaltende Besserung der Symptome, ohne daß der Patient sich im ganzen besser fühlt. Das zeigt, daß der Fall nur palliativ behandelt werden kann, und daß bei ihm die Lebenskraft nicht stark genug ist, eine Heilung zu bewirken. Eine unnötig heftige Verschlimmerung wird durch eine zu hohe oder zu tiefe Potenz verursacht. Die richtig gewählte Potenz wird, wie oben beschrieben, entweder keine oder eine rasch erfolgende, kurze Verschlimmerung erzeugen. Eine zulang anhaltende Verschlimmerung kann durch eine zu niedrige Potenz oder durch die Repetition verursacht sein. Bei Verschlimmerungen nach hohen Potenzen wie CM bei heilbaren Fällen, fühlt sich der Patient selbst während der Verschlimmerung deutlich besser, da die charakteristischen Symptome sich verschlimmern und nicht die Krankheit oder der Zustand des Patienten selber.

11. Ist die Vitalität des Patienten sehr schwach, kann sie möglicherweise unfähig sein, eine Verschlimmerung hervorzubringen; in diesem Fall muß man eine Einzelgabe einer sehr hohen Potenz geben und auf die geringsten Anzeichen achten; andererseits kann eine starke Vitalität deutliche Gewebeveränderungen hervorbringen, die eine heftige Verschlimmerung nach sich ziehen. so daß der

Arzt die beiden Faktoren im Auge behalten muß: Die Gesamtvitalität und die pathologischen Veränderungen; beides muß er bei der Wahl der Potenz sorgfältig gegeneinander abwägen.

12. Tritt bei Fällen von großer Vitalität keine Verschlimmerung auf, ist es wahrscheinlich, daß das Arzneimittel nur teilweise ähnlich war (die idealen Fälle einer Genesung ohne wahrnehmbare Verschlimmerung sind gewöhnlich nicht jene mit besonders ausgeprägter Vitalität). Bei akuten Fällen bedeutet eine Besserung ohne leichte anfängliche Erstverschlimmerung oft, daß das Arzneimittel nicht tief genug wirkt, und daß wahrscheinlich eine weitere Gabe notwendig sein wird.

DIE ZWEITE VERSCHREIBUNG

Kent definiert die zweite Verschreibung als »die Verschreibung, die auf jene folgt, die gewirkt hat«. Das bedeutet, daß ein stümperhafter Verschreiber schon vier oder fünf Arzneimittel gegeben haben kann, und daß erst das sechste, wenn es wirklich wirkt, als die erste Verschreibung gilt. Angenommen, ein Arzneimittel war, entsprechend den oben beschriebenen Beobachtungen über die Verschlimmerung, richtig gewählt und hat gewirkt, so *läßt man es ungestört wirken. »Beobachten und warten«.* Bevor man eine zweite Verschreibung vornimmt, muß man die Fallaufnahme nochmals durcharbeiten. Nach Kent gibt es drei Möglichkeiten für die zweite Verschreibung: entweder eine Repetition, die Verschreibung eines Antidots oder eine komplementäre Verschreibung.

Ein erstes Anzeichen für die zweite Verschreibung, die eine *Wiederholung* ist, ist die Wiederkehr der ursprünglichen Symptome des Patienten. Er hat sich besser gefühlt, mit oder ohne Verschlimmerung, und dann sagt er ihnen, was Sie selbst auch beobachten, daß die ursprünglichen Symptome wiedergekehrt sind, entweder identisch, weniger schlimm oder schlimmer als anfänglich. Das fordert eine Wiederholung in der gleichen Potenz, nachdem man sicher ist, daß sie nach dem Wiederauftreten bestehen bleiben.

Hier muß hinzugefügt werden, wenn der Patient wiederkommt und sagt, daß sein allgemeines Wohlbefinden zum Stillstand gekommen sei, jedoch die ursprünglichen Symptome nicht zurückgekehrt seien, daß man warten sollte, da eine Besserung oft zyklisch verläuft und die Wirkung des Arzneimittels wieder von selbst neu beginnen kann. Selbst wenn der Patient einem sagt, daß er sich schlechter fühlt, sollte man warten und beobachten, bis die ursprünglichen Symptome wiederkehren, bevor man wiederholt.

Auch wenn die Symptome sich verändern, der Patient sich aber immer noch besser fühlt und auch alle Anzeichen dafür zu sehen sind, soll man das Arzneimittel nicht wechseln. Es wäre so, als ob man einem Irrlicht nachjage, und so würde man sich den Fall verderben.

Während das Wohlbefinden zunimmt, soll man warten; wenn es zum Stillstand kommt, soll man ebenfalls warten. Wenn der Allgemeinzustand sich verschlechtert und die Symptome sich verändert haben, kann man eine neue, zweite Verschreibung in der folgenden Weise in Betracht ziehen: Die wichtigste Indikation für einen Wechsel der Arzneimittel bei der zweiten Verschreibung ist, wenn neue Symptome plötzlich nach der ersten Verschreibung auftauchen und bleiben, ohne daß eine allgemeine Besserung des Befindens beim Patienten eintritt. Das bedeutet, daß die erste Verschreibung nicht richtig war und man ein Antidot geben muß. Die Wahl dieses Antidots in der zweiten Verschreibung muß sich auf die ursprünglichen Symptome und zusätzlich auf die neuen Symptome stützen, wobei den neuen mehr Bedeutung zukommt. Diese zweite Verschreibung sollte dann die neuen Symptome beheben und die alten modifizieren.

Die wichtigste Indikation für einen Wechsel zu einem komplementären Arzneimittel ist dann gegeben, wenn die erste Verschreibung, dem Fall offenbar nicht auf den Grund gegangen ist — vor allem bei akuten Fällen oder wenn es sich nicht um ein tief wirkendes Arzneimittel handelt. Hier wird ein komplementäres Arzneimittel eine tiefer greifende Wirkung zeigen. Beispielsweise könnte bei einer akuten Halserkrankung Belladonna, das Simillimum gewesen sein, nach Beendingung des akuten Zustandes jedoch wäre zur Vorbeugung eines Rückfalles, zum Auslöschen der Disposition ein Folgemittel notwendig, und es wäre, wenn die Symptome übereinstimmen, als zweite Verschreibung Calcarea das chronische Ergänzungsmittel von Belladonna.

Es gibt eine weitere Indikation für den Wechsel des Arzneimittels bei der zweiten Verschreibung, was aber tief in die Theorie führt. Hier geht es um ein Arzneimittel für eine andere miasmatische Gruppe, was eine Veränderung im Behandlungsplan mit sich bringt, entsprechend dem Auftreten eines neuen Miasmas,nachdem durch die erste Verschreibung das zuerst den Fall charakterisierende Miasma behoben wurde.Das Thema der zweiten Verschreibung war für mich das schwierigste in der Homöopathie. Jeder Anfänger sollte Kents Theorie immer wieder lesen, seine eigenen Fälle immer wieder studieren und vor allem »beobachten und warten».

BEZIEHUNGEN DER ARZNEIMITTEL
UNTEREINANDER

Das Thema der Arzneimittelverwandschaften ist eines der faszinierendsten in der Homöopathie, und viele Aspekte dieses Gebietes wurden in der Literatur noch nicht behandelt. Lang vor Hahnemann schrieb Paracelsus viel über die Signaturenlehre, und die alten Kräuterkenner bestimmten den Nutzen ihrer Arzneimittel teilweise aus diesen hinweisenden Zeichen. Ein großer Beitrag über die Verwandschaft der Arzneimittel untereinander eher als zu Symptomen, wurde von Männern wie Boenninghausen, Hering, Clarke, Gibson Miller, den Allens, Kent, Guernsey und Lippe geleistet. Der rote Faden durch alle Arbeiten sind die *Komplementärmittel,* mit anderen Worten jene Arzneimittel, die die Wirkung anderer Mittel erfolgreich weiterführen oder vervollständigen. Zwischen den Zusammenstellungen der oben zitierten Autoren bestehen gewisse Differenzen, deshalb sollte man die Zusammenstellungen im Original studieren.

Die besten Quellen hierfür sind: Gibson Millers kleine Schrift »The Relationship of Remedies« (Die Verwandschaftsbeziehungen der Arzneimittel), die in London erschien, aber bei Boericke und Tafel in Philadelphia zu haben ist — kein homöopatischer Arzt sollte diese Schrift missen.

Wenn man einen Fall bis auf drei oder vier Arzneimittel repertorisiert hat und es scheint, als könne kein Simillimum den Gesamtzustand entscheidend bessern und es ferner im Augenblick unmöglich ist, sich zwischen zwei Arzneimitteln zu entscheiden, können Millers Tafeln einem oft einen Hinweis geben, welche Arzneimittel besser aufeinander folgen als umgekehrt. Der vierte Band von Clarkes »Dictionary«, nämlich das »Clinical Repertory«, enthält die gleiche Art von Tafeln und Material in einer größeren Anzahl von Arzneimitteln; jedoch meine ich, daß Gibson Miller eine besonders sorgfältige Auswahl getroffen hat. Zusätzlich gibt es die sehr eindrucksvolle Zusammenstellung von Arzneimitteln durch Teste in seiner »Materia Medica« (leider erklärt er nicht, wie er zu seinen Gruppierungen kam).

Es gibt verschiedene Arten komplementärer Beziehungen. Ein Wort der Erklärung zur praktischen Anwendung dieser Arten ist angebracht: Ein einfaches Komplementärmittel, wie die unten aufgeführten, ist verwandt durch die Symptomatologie, manchmal durch das Auftreten in der Natur, wie im Fall von Ars. und Phos. wie auch manchmal durch die Zusammensetzung wie bei Badiaga und Jod. Zur Erklärung dieser Art von komplementären Arzneimitteln könnte man sagen: Im Idealfall sollte ›ein Arzneimittel mit einer Gabe‹ heilen; die meisten Fälle aber sind so kompliziert, so durch Miasmen, Medikamente etc. unklar gemacht, daß man lavieren muß und mehr als ein Arzneimittel verwenden muß.

Einige der hauptsächlichen Komplementärmittel dieser Art sind die folgenden:

Ant-t.—Ip.	*Apis—Nat-m.*
Arg-n.—Nat-m.	*Ars.—Phos.*
Bar-c.—Dulc.	*Berb.—Lyc.*
Bry.—Rhus-t.	*Calc.—Rhus-t.*
Cham.—Mag-c.	*Chin.—Ferrum.*
Con.—Bar-m.	*Cupr.—Calc.*
Iod.—Lyc.	*Lach.—Lyc.,Nit-ac.*
Med.—Sulph.	*Mez.—Merc.*
Nat-s.—Thuj.	*Op.—Plb.*
Petr.—Sep.	*Phos.—Carb-v.,Ars.*
Puls.—Kali-s.	*Sabad.—Thuj.*
Stann.—Puls.	

Eine speziellere Art komplementärer Arzneimittel sind die akuten Ergänzungen chronischer Arzneimittel oder die chronischen Ergänzungsmittel akuter Arzneimittel, je nachdem, ob der Patient zunächst als akuter oder chronischer Fall gekommen war. Beispielsweise kann ein akuter Belladonna-Hals des chronischen Ergänzungsmittels *Calcarea* bedürfen, damit ein Rückfall verhindert und der Fall geheilt wird, oder ein chronischer Natrium-muriaticum-Fall kann eine akute Erkältung bekommen, bei der das akute Ergänzungsmittel Bryonia gebraucht wird.

Gewisse Schwierigkeiten bereitet die Tatsache, daß ein chronisches Arzneimittel mehr als ein akutes Ergänzungsmittel haben kann, beispielsweise wird *Nat—mur.* durch *Bryonia, Ignatia* und *Apis* ergänzt. *Lyc.* durch *Rhus—t., Chel.* und *Puls.*, manchmal auch *Jod.*

Einige der bekanntesten Beispiele, wobei die akuten Arzneimittel zuerst genannt werden, sind:

Acon.—Sulph.	*Ars.—Thuj*
Bac.—Calc-p.	*Bell.—Calc.*
Bry.—Alum., oder Nat-mur.	
Coloc.—Staph.	*Hep.—Sil.*
Nux-v.—Sep.	*Puls.—Sil.*

Die dritte Art von komplementären Arzneimitteln ist noch am wenigsten erforscht, die meisten diesbezüglichen Daten sind an verschiedenen Orten in KENTs Materia medica zu finden. Es sind Arzneimittel in Serien. Beispielsweise *Calc.—Lyc.—Sulph.* (man wird bemerken, daß alle drei chronische Arzneimittel sind. Sie müssen in dieser Reihenfolge und nicht in der entgegengesetzten angewendet werden); *Ign.—Nat-mur.—Sepia; Puls.—Sil.—Fl-ac.; Ars.—Thuj.—Tarent.; All-c.—Phos.—Sulph.; Acon.—Spongia—Hepar* und viele andere.

Natürlich sind nur wenige Beispiele der in den empfohlenen Lehrbüchern aufgeführten hier zitiert. Man wird bemerken, daß die Nosoden zum größten Teil ausgespart sind, ebenso die ›biochemischen Mittel‹ nach Schüssler; zudem bestimmte wichtige Arzneimittel wie Kali-c., für die viele Ergänzungen beschrieben wurden, von denen jedoch keine ganz befriedigend erscheint.

In den oben genannten Quellen werden bestimmte Arzneimittel als inkompatibel bezeichnet. Das bedeutet nicht nur, daß diese Arzneimittel von einem klassischen Homöopathen nicht zusammen gegeben werden dürfen, sondern auch, daß sie nicht ohne Zwischenmittel oder einen genügend zeitlichen Abstand nacheinander verschrieben werden dürfen. Hier folgen einige dieser Arzneimittel:

Acon.—Acet-ac.   *Am-c.—Lach.*
Apis—Rhus-t.   *Aur-m-n.—Coff.*
Bell.—Dulc.   *Calc. nach Kali-bi. od. Nit-ac.*
Caust.—Phos.   *Cham.—Nux-v., Zinc.*
Cocc.—Coff.   *Ferr.—Dig.*
Ign.—Coff., Nux-v., Tab. *Lach.—Dulc., Psor.*
Led.—Chin.   *Lyc. nach Sulph.*
Merc.—Sil., Bar-c.,
Sulph.   *Phos.—Caust.*
Psor.—Sep.   *Rhus-t.—Apis.*
Sep.—Lach.

Das Gebiet von Analogmitteln im Tier-, Pflanzen- und Mineralreich ist noch wenig erforscht und könnte ein fruchtbares Feld der Forschung abgeben (manche sind der Ansicht, daß es theoretisch in jedem der drei Bereiche für jede Krankheit ein Arzneimittel geben müßte). Beispiele sind: *Ignatia* ist das analoge pflanzliche Mittel von *Natrum-mur.* und *Phytolacca* das von *Mercur.*

Die Beziehungen der Arzneimittel entsprechend ihrer chemischen Zusammensetzung sind ein hochinteressantes und noch viel zu wenig erforschtes Gebiet. Sie zeigen, daß Pulsatilla, Kali-s. und Belladonna viel Mag-p. enthält und Allium-cepa sowie Lyc. Sulphur enthalten.

Quantitative chemische Analysen sollten von allen unseren pflanzlichen Arzneimitteln gemacht werden. Unter den tierischen Arzneimitteln enthalten Badiaga und Spongia Jod. Die botanische Verwandschaft pflanzlicher Arzneimittel ist sehr eindrucksvoll. Sie findet sich in Clarkes »Clinical Repertory«. Es lohnt sich, sich mit den bekannteren Arzneimitteln dieser Gruppe vertraut zu machen, von denen hier einige aufgeführt seien:

Loganiaceae:

Brucea	*Curare*
Gelsemium	*Hoang nan*
Ignatia	*Nux-vomica*
Spigelia	*Upas*

Ranunculaceae:

Aconit	*Actea spicata*
Adonis	*Aquilegia vulgaris*
Caltha palustris	*Cimicifuga.*
Clematis	*Helleborus*
Hepatica	*Hydrastis*
Paeonia	*Pulsatilla*
Ranunculus bulbosus	*Ranunculus sceleratus.*
Staphisagria	

Rubiaceae:

Cainca	*China*
Coffea	*Galium*
Ipecacuanha	*Mitchella*
Rubia	

Berberidaceae:

Berberis	*Caulophyllum*
Podophyllum	

Liliaceae:

Colchicum	*Helonias*
Sabadilla	*Veratrum*
Yucca	

Solanaceae:

Belladonna	*Capsicum*
Datura-Arten	*Duboisin*
Dulcamara	*Hyoscyamus*
Lycopersicum	*Mandragora*
Pichi	*Solanum-Arten*
Stramonium	*Tabacum*

Einige der therapeutischen Probleme, die auf dem Gebiet der Arzneimittelbeziehungen auftauchen, werden im nächsten Kapitel über die Gefahren bei der homöopathischen Verschreibung behandelt.

FEHLER BEI DER
HOMÖOPATHISCHEN VERSCHREIBUNG

Die größte Gefahr für einen homöopathischen Arzt ist es, nicht wirklich nach den Hahnemannschen Regeln zu handeln. Halbherzigkeit schadet nicht nur dem Arzt und dem Patienten, sondern auch der Sache der Homöopathie. Die am häufigsten begangenen Fehler sind folgende:

1. Der Arzt hat die homöopathische Theorie nicht klar genug vor Augen.

2. Er versäumt es, den Fall gründlich genug aufzunehmen, um daraus auf das einzig richtige Arzneimittel zu schließen. Er übersieht die Geistes- und Gemütssymptome, die so wichtigen Allgemeinsymptome oder versäumt es, die Modalitäten der einzelnen Symptome herauszuarbeiten.

3. Es fehlt ihm an Geduld. Nachdem er das Arzneimittel verordnet hat, vergißt er zu »warten und zu beobachten«. Er wiederholt die Arzneimittelgabe in unangebrachtem Eifer, bevor die Besserung nach dem Medikament abgeklungen ist und sich die Verschlimmerung endgültig eingestellt hat. Daß ein Zuviel des Guten schadet, gilt ganz besonders für die Homöopathie.

4. Er versäumt es, auf die Wirkung entsprechend der Heringschen Regel zu achten: daß das Arzneimittel *von innen nach außen, von oben nach unten und in der umgekehrten Reihenfolge des Auftre-*

tens der Symptome wirkt (das geschieht *nur* unter der Wirkung des heilenden homöopathischen Arzneimittels).

5. Er versäumt es, vom »zweitbesten Arzneimittel«, d.h. Sac.lac., Gebrauch zu machen. So verliert er manchmal das Vertrauen der Patienten, vor allem jener, die es gewöhnt sind, viele Medikamente zu nehmen.

6. Er versäumt es, sich zu vergewissern, daß der Patient das Arzneimittel wirklich genommen hat (wenn möglich sollte man das Medikament immer selbst verabreichen). Oder er vergißt herauszufinden, welche anderen Arzneimittel der Patient vielleicht noch nimmt oder welche störenden Einflüsse durch die Ernährungsweise wirksam werden. Der Arzt muß wissen, welche Substanzen die Wirkung verschiedener Arzneimittel beeinträchtigen, wie z.B. Kaffee die Wirkung von *Nux-v.*. oder Säuren die von *Acon.*

7. Er versäumt es, sich um die psychologischen und soziologischen Bedingungen, die die Heilung beeinträchtigen und denen der Patient unterworfen ist, zu kümmern, und ihn zu unterweisen, wie er mit ihnen umgehen und sie überwinden kann.

8. Oft erkennt er nicht früh genug, wenn das Arzneimittel *nicht* wirkt, und ist dann oft zu beschäftigt, um den Fall noch einmal neu durchzugehen und

einen erneuten Versuch zu machen, das ähnlichste Arzneimittel herauszufinden.

9. Er erlaubt es sich, kleinere Arzneimittel für triviale oder vorübergehende Störungen, die während der chronischen Behandlung auftreten, zu geben, während *Sac.lac.* oder behutsam wirkende *Adjuvantien* wie beispielsweise Hydrotherapie genügen würden.

10. Er wechselt das Mittel, weil andere Symptome auftreten, ohne zu unterscheiden zwischen Symptomen der Erstverschlimmerung, Symptomen, die auf Überempfindlichkeit zurückzuführen sind und Symptomen, die unter einem chronischen Arzneimittel wiederkehren (an die sich der Patient vielleicht nur nicht mehr erinnern kann) sowie aktuellen, neuen Symptomen, die auftreten, weil das Arzneimittel nur teilweise ähnlich war, und schließlich Symptomen, die als Ausscheidungen auftreten, wie Schnupfen, Leukorrhoe und Schweiß (als Ventil gehören sie mit zum Heilungsprozess und sind auf die Wirkung des Arzneimittels zurückzuführen).

11. Er gibt die falsche Potenz des richtigen Arzneimittels. (Wenn man sich des Arzneimittels sicher ist jedoch keine Wirkung zeigt, sollte man eine andere Potenz versuchen oder zunächst drei Gaben der ursprünglichen Potenz in Abständen von zwei bis vier Stunden nehmen lassen. Notabene: man sage

dem Patienten immer, daß er aufhören solle das Mittel zu nehmen, sobald eine wahrnehmbare Besserung einsetzt, um dann zum »zweiten« Arzneimittel, d.h. Sac.lac. überzugehen.

12. Er gibt eine zu hohe Potenz in einem unheilbaren Fall oder, bei deutlichen pathologischen Veränderungen und bewirkt so eine Verschlimmerung, mit der die Lebenskraft nicht fertig wird. (Wenn er das getan hat, und es geht mit dem Patienten abwärts, muß er ein Antidot geben).

13. Er gibt ein tiefwirkendes Konstitutionsmittel in einem Fall, wo der Patient zu krank ist, um es zu verkraften, anstatt nur ein verwandtes palliatives Arzneimittel zu geben.Beispielsweise ist es bei einer Tuberkulose im Anfangsstadium gefährlich, *Sulph., Sil.* oder *Phos.* zu geben, zumindest in einer hohen Potenz. Eine Einzelgabe in der 30. Potenz ist die höchste, die man riskieren kann. Wenn der Fall von Tuberkulose weit fortgeschritten ist, darf man diese Arzneimittel überhaupt nicht geben, sondern sollte ein Palliativum für die störendsten Symptome vorziehen, wie z. B. *Rumex, Sang., Puls.* oder *Seneg.*

14. Er darf nicht vergessen, daß bestimmte Arzneimittel große Gefahren in sich bergen: Beispielsweise *Kali-c.*, insbesondere in Fällen von fortgeschrittener Arthritis, oder *Sil.*, wenn dadurch ein Abszess zur Eiterung gebracht wird und an einer

gefährlichen Stelle, z.B. den Lungen, ausbrechen würde, oder eine der Nosoden, wie *Psor.*, das bei tiefsitzenden psorischen Fällen beispielsweise von Asthma eine starke Verschlimmerung nach sich ziehen könnte,.oder *Lachesis*, das bei unsachgemäßer Wiederholung einen dauerhaften gestörten Gemütszustand beim Patienten eingravieren kann.

Arsenicum ist ein weiteres gefährliches Arzneimittel, wenn es augenscheinlich in den letzten Stadien eines akuten Falles angezeigt ist, beispielsweise bei Pneumonie, kann es den Tod schneller herbeiführen, auch wenn es ein ruhiger Tod ist; aber es wird dem Patienten nicht die Erholung und Belebung bringen, wie man erwarten würde. Im Endstadium chronischer Krankheiten, die unheilbar sind, bringt es den Patienten manchmal soweit wieder zum Bewußtsein, daß er ein Testament unterschreiben oder die Familie empfangen kann und wird dann schließlich zu einem sanften Tod (Euthanasie) führen.

15. Der Arzt wird manchmal überrascht sein festzustellen, daß bestimmte Symptome oder Gruppen von Symptomen durch ein Arzneimittel gebessert werden und sich der Patient dennoch schlechter fühlt und tiefer sitzende Störungen entwickelt. In diesem Fall war die Verschreibung oberflächlich und suppressiv. Unterdrückung ist oft die größte

Gefahr der Schulmedizin vom Standpunkt der homöopathischen Theorie aus, und der überzeugte Homöopath muß beständig auf der Hut sein, mit seinen Arzneimitteln keine Unterdrückung zu bewirken.

Wenn er bei einer offensichtlich oberflächlichen Störung ein akutes Arzneimittel gegeben hat, was zwar erleichterte, der Patient sich aber dennoch schlecht fühlt, sollte er die darunter liegende chronische Störung zu behandeln beginnen; und ein tiefwirkendes Mittel wird die Sache in Ordnung bringen.

16. Es könnte ihm der Fehler unterlaufen, die Arzneimittel in der falschen Reihenfolge oder unverträgliche Arzneimittel nacheinander zu geben und so den Zustand des Patienten zu verschlechtern und sich damit den Fall zu verderben. In seiner Praxis muß der Arzt die Idee der Homöopathie mit kurzen, aber hilfreichen Erklärungen dem Patienten nahebringen, um sich seiner Mitarbeit zu versichern. Er muß die Charakterfestigkeit haben abzuwarten, wenn er weiß, was er tut und darf seine Fälle nicht durch unnötige oder schädliche Verschreibungen gefährden. Vor allem muß er jeden Patienten als Möglichkeit betrachten, nicht nur den Einzelnen und der Gemeinschaft, sondern auch der Sache der Homöopathie und der ganzen Menschheit zu dienen.

BERÜCKSICHTIGUNG DER PATHOLOGIE

Es kann ein Ansporn sein, wenn unsere eigenen ge-
hätschelten Vorurteile erfolgreich in Frage gestellt werden. Eines der fundamentalen Prinzipien, das jedem guten Kentianer eingeprägt wird, ist, daß man nicht nach
pathologischen Veränderungen verschreiben soll. Dieser Standpunkt ist für einen von der Allopathie kommenden eines der schwierigsten Hindernisse, die Homöopathie zu akzeptieren. Aber durch Übung und Ver-
tiefung gewinnt diese Einsicht an Boden, und man sieht
ein, daß es der Patient und seine individuelle Reaktion
auf die sogenannte Krankheit ist, für die man die Verschreibung macht. Man erkennt, daß pathologische Erscheinungen ein letztes Nachaußenkehren, ein Selbst-
schutz des Organismus, fast ein Auswuchs oder eine
Absonderung sind.

Man kann dann in der Tendenz übertreiben, die Pathologie über Bord zu werfen und sowohl Symptome als
auch organische Fakten, die wir zur Pathologie rech-
nen, zu übersehen.

Wenn man in dieser Weise verfährt und nicht acht
gibt, merkt man, daß man nicht den gewünschten Erfolg hat, daß man Arzneimittel nur gegen funktionelle
Symptome verschreibt, Arzneimittel, die nicht die Kraft
haben, diese Pathologie hervorzubringen und sie ergo
zu heilen. Beispielsweise ist es möglich, eine Blutung eines Uterus myomatosus mit einem Arzneimittel zum

Stehen zu bringen, das aber nicht die Fähigkeit hat, von seiner Natur her Myome hervorzubringen. Dann ist das ein Fall von Unterdrückung. Es ist möglich, Schmerzen und Fieber in einem Fall von pleuritischem Exsudat mit einem solchen nicht tief genug wirkenden Arzneimittel zu bekämpfen; durch solch eine oberflächliche Behandlung jedoch wird es uns nicht gelingen, dieses Exsudat zu resorbieren.

So lehrt einen nach und nach die eigene Erfahrung, wie auch die großer Homöopathen, daß die Pathologie bei der Verschreibung sehr wohl in Betracht gezogen werden muß, zwar nicht als einzige Grundlage, aber als wichtiger Faktor in der Gesamtheit der Symptome. Man sieht ein, daß die Pathologie sehr wohl etwas über den Patienten aussagt. Eine Neigung zur Polypenbildung ist ein wertvolles Symptom. Man muß die Pathologie bei allen Fällen gut kennen, selbst in denen, die sehr viele nicht-pathologische Symptome aufweisen, und zwar zum Zweck der Diagnose, um den Patienten zufriedenzustellen, um die Prognose zu sichern und vor allem, um die Wahl der Potenz des Arzneimittels festzulegen.

Liegen deutliche organische Veränderungen vor, ist es eine sichere Regel, niedrigere Potenzen zu geben, obwohl oft bei Personen mit starker Vitalität eine hohe Potenz, wenn sie das wirkliche Simillimum ist, eine deutliche Besserung bewirkt, und die Krankheit schneller auf dem Weg über pathologische Veränderungen austreibt. Das mag den Patienten beunruhigen oder ihm

Unannehmlichkeiten bereiten; der wahre Homöopath wird es verstehen und wird es dem Patienten und seiner Familie zu erklären wissen. Es wird die Wahl des Arzneimittels insofern beeinflussen, als es einen veranlaßt. ein der Situation gewachsenes, starkes Mittel zu geben.

Die pathologischen Veränderungen sind uns ein Hinweis, ob der Fall unheilbar ist, und werden uns davon abhalten, eine zu hohe Potenz zu geben, die eine nicht mehr zu bewältigende Verschlimmerung hervorruft; sie werden in unheilbaren und gefährlichen Fällen oder selbst in so akuten Fällen wie Tuberkulose im Frühstadium zeigen, wann man auf das wahre Simillimum verzichten und ein palliatives oder ein weniger stark wirksames Arzneimittel als Vorbereitung für das wirkliche Simillimum geben muß.

In den seltenen Fällen, in denen selbst der aufmerksame Homöopath keine subjektiven Symptome oder Modalitäten findet, muß er seiner Verschreibung die Pathologie zugrundelegen.

Oft ist die Pathologie auch ein Allgemeinsymptom, denn Kent selbst sagt uns, daß eine in drei oder mehr Lokalsymptomen auftretende Veränderung als Allgemeinsymptom zu werten ist. Solche Symptome wie exzessive Ausscheidungen, die Boger in seiner »General Analysis« unter ›Feuchtigkeit‹ einreiht, können einem auch einen Hinweis für die innere Verfassung des Patienten geben.

Es gibt noch eine andere Art von Pathologie, die G.D.Stearns als ›objektive Symptome‹ klassifiziert — mit anderen Worten, als für das Auge sichtbare Pathologie. Das muß keine unveränderliche organische Gewebsveränderung bedeuten und schließt solch wichtige Details wie Rötung der Körperöffnungen, Fissuren, Herpes, Ausschläge, Hautverfärbungen, Warzen, Muttermale, Besonderheiten der Haare, Nägel etc. ein. Besonders bei Kindern sind diese objektiven Symptome oft die wichtigsten Hinweise.

Es ist also für alle, sogar für die striktesten Hahnemann-Schüler unter uns sehr wichtig, den pathologischen Symptomen ihre Bedeutung zukommen zu lassen.

DAS PROBLEM DER UNTERDRÜCKUNG

Kürzlich sagte ein Patient zu mir: »Wo finde ich Literatur, in der auf die Gefahren der Unterdrückung hingewiesen wird? Meine Tochter möchte auf das Ekzem, das ihr Baby am Kopf hat, Salbe streichen und glaubt mir nicht, wenn ich ihr sage, daß es gefährlich ist, das zu tun.« Daraufhin durchforschte ich die Literatur, fand aber nur sehr wenig zu diesem Thema. Deshalb versuche ich hier kurz das Problem zu umreißen, dessen Diskussion von großer Bedeutung ist.

Zunächst sei der Ausdruck definiert. Unterdrückung bedeutet, daß man die Manifestation einer Krankheit zum Verschwinden bringt, bevor die Krankheit selbst geheilt ist.

Das Thema Unterdrückung scheint fast das Wichtigste vom homöopathischen Standpunkt aus zu sein, dem gewöhnlichen Schulmediziner jedoch ist seine Tragweite kaum bekannt. In der regulären Medizin begegnen wir immer wieder Beispielen der Unterdrückung; ja von unserem Standpunkt aus ist jede gewöhnliche Medizin, die nicht unbewußt homöopathisch arbeitet, suppressiv.

Es gibt verschiedene Arten der Unterdrückung:

1. Zufällige oder natürliche Unterdrückung, die nicht auf die Gabe von Medikamenten zurückzuführen ist, wie z.B. Unterdrückung starker Gefühle durch die unnatürlichen Anforderungen unserer kollektiven Lebensform.

Dies sind mehr oder weniger bewußte Unterdrükkungen, obgleich der Ernst ihrer Folgen gewöhnlich unbekannt ist, und der Einzelne es sich zugute hält, dieser Emotionen Herr geworden zu sein. Es gibt eine zweite Art zufälliger Unterdrückung, die von starken seelischen Schockwirkungen wie Kummer etc. herrührt. Eine dritte Art natürlicher Unterdrückung geschieht auf physischer Ebene so: beispielsweise ein Abbruch der Menstruation durch unkluges Baden, der Lochien durch Erkältung, oder das Ausbleiben der Milch oder eine durch Frieren plötzlich unterbrochene Transpiration.

Es gibt auch die Unterdrückung einer Krankheit durch eine andere; von diesem Phänomen ist oft im »Organon« die Rede. Das kann die Form einer akuten Krankheit annehmen, die durch eine andere akute zeitweise außer Kraft gesetzt wird, bis die zweite ›geheilt‹ ist oder es kann eine akute Krankheit sein, die eine chronische für eine zeitlang suspendiert. Wenn im Gegenteil eine chronische Krankheit einen teilweisen oder völligen Schutz gegen eine akute Krankheit verleiht, könnte das Unterdrückung genannt werden, obwohl man es gewöhnlich als Immunität bezeichnet.

2. Eine in der heutigen Schulmedizin häufig angewendete, zweite Art der Unterdrückung findet durch lokale Anwendungen statt. Das gilt für viele Bereiche. Beispielsweise werden Rhinitis und Sinusitis

durch lokale Applikation von Argyrol, Jod und anderen Substanzen unterdrückt, leukorrhoische und gonorrhoische Ausscheidungen durch Injektion von Mercurochrom, Protargol und Permanganat; Ausschläge werden von akuten Fällen wie Scabies und Impetigo bis zu den chronischen wie Ekzeme und Psoriasis mit Zink-oder Sulphur-Zubereitungen, Quecksilber-Ammonium-Verbindungen und vielem anderen unterdrückt.

Ebenfalls als natürliche Unterdrückungen würde man jene Ausschläge, die auf Exantheme zurückgehen betrachten, die durch unklugen Gebrauch kalter Anwendungen nach innen getrieben werden. Andere Ausscheidungen, wie Fußschweiß, werden oft durch Fußpuder, Eiter aus den Conjunctiven durch Silbersalze, Geschwüre durch verschiedene lokale Verbände und Warzen durch Trichloressigsäure oder Kauterisation unterdrückt. Weiter gibt es die lokale Unterdrückung vieler Störungen durch verschiedene Bestrahlungen, Ultraviolett-Strahlen etc. Blutungen werden durch lokale Adstringentien wie z.B. Gerbsäure oder durch lokale Koagulantien, wie Thromboplastin oder durch Röntgenstrahlen unterdrückt. (Man kann sie auch durch allgemeine Medikation wie Calcium-Laktat und Gelatine unterdrücken). Das wirft die Frage auf, ob ein homöophatisches Medikament, wie z.B. Ceanothus americanus als suppressiv oder kurativ klassifiziert werden sollte.

3. Nun kommen wir zu den durch häufige innerliche Medikation unterdrückten Beschwerden: z.B. Malaria, die, wenn sie nicht vom Chinin-Typ ist, einfach durch die massive Routinedosierung von Chinin unterdrückt wird, wodurch es oft zu einer rezidivierenden Neuralgie kommt; oder akutes rheumatisches Fieber, bei dem der Patient mit Salicylaten vollgepumpt wird, was zur Unterdrückung der Gelenkssymptome führt und die Krankheit aufs Herz verlagert; oder Epilepsie und Chorea, die oft durch hohe Dosen von Sedativa niedergehalten werden und durch Digitalis verschleierte Herzkrankheiten.

4. Allzuhäufig werden Krankheiten durch chirurgische Eingriffe unterdrückt: beispielsweise durch die Entfernung von gutartigen oder bösartigen Wucherungen, Polypen, Mandeln, Blinddarm, Varizen, Hämorrhoiden, Fisteln und Knochen-oder Nasenmuschelhypertrophien. Das Problem liegt darin, daß die moderne Medizin es vor allem darauf abgesehen hat, pathologische Veränderungen zu entfernen, anstatt die Ursachen auszuheilen, wobei sie übersieht, daß die Endzustände von

Krankheiten gutartige Versuche des Nach-außen-Treibens sind, Versuche, durch Lokalisierung eine Schutzfunktion zu erfüllen.

5. Am schädlichsten sind die Unterdrückungen durch Impfungen, die jetzt so häufig vorgenommen werden, daß ein Kind bis zu 7 oder 8 verschiedene Impfungen pro Jahr über sich ergehen lassen muß. Ich kenne eine Familie mit sieben Kindern; der Vater, ein bekannter allopathischer Arzt, gab ihnen in einem Jahr Impfungen gegen Diphterie, Scharlach, Keuchhusten, Typhus, Paratyphus und Röteln; zwei der sieben Kinder wurden zusätzlich gegen Heuschnupfen desensibilisiert.

6. Ein großes Gebiet ist das der Unterdrückung von Syphilis durch Arsen- oder Mercur-Behandlung, von der viele Ärzte, selbst Schulmediziner, vermuten, daß sie später zu den schweren Nervenstörungen der tertiären Syphilis führen und dem Patienten durch die Arzneimittelnebenwirkungen schaden.

7. Es gibt einen weiteren Aspekt der Unterdrückung, nämlich die Unterdrückung individueller Symptome, was durch den Gebrauch homöopathischer Arzneimittel ebenso effektiv bewirkt werden kann, wie durch Medikamente der alten Schule. Man vergesse nie, daß die Gabe von Palliativen in einem heilbaren Fall nichts anderes ist als Unterdrükkung. Sie wird zum dauernden Wechsel der Arznei-

mittel zwingen, einer Art Versteckspiel mit den Symptomen. Sie wird das echte, zugrundeliegende Krankheitsbild maskieren und es bis zu dem Punkt komplizieren, daß der Fall unheilbar wird. Es ist nicht genügend bekannt, in welch erschreckendem Maße dies im allgemeinen von homöopathischen Ärzten getan wird.

Ich muß die negativen Folgen dieser verschiedenen Arten der Unterdrückung nicht im einzelnen beschreiben, man kennt sie zu Genüge. Dazu gehören Asthma, Krämpfe, Paralyse, Geisteskrankheit, Tuberkulose und schwere Erkrankungen der lebenswichtigen Organe. Im letzten Jahr veröffentlichte Stearns eine Schrift über »Prodromal«—Symptome und ihre Wichtigkeit bei der Verschreibung. Mein Kapitel sollte den Titel tragen »Prodrome der früheren Unterdrückungen, ihre Wichtigkeit bei der Verschreibung«. In allen Fällen müssen wir nicht »Chercher la femme«, sondern »la suppression«.

Soll man nun gegen jene Symptome verschreiben, die vor der Unterdrückung vorhanden waren? Oder soll man die Unterdrückung selbst als ein Symptom im Gesamtbild betrachten? Oder soll man gar nur für das vorliegende post-suppressive Syndrom verschreiben? Man darf nicht vergessen, daß Unterdrückung, gleich welche Form, Krankheiten nach innen treibt, Symptome verschleiert, vielerlei Veränderungen in der Form der Krankheit bewirkt und die natürlichen Auswege der Krankheit blockiert. Man soll der Krankheit immer die pathologischen Lokalsymptome als goldene Brücke lassen, denn die Krankheit kann nur auf diesem Weg zur Heilung schreiten. Die Krankheit ist der Minotaurus im Labyrinth. Theseus, das Symptom, muß seinen Weg aus dem Labyrinth finden. Man schneide ihm nicht den Faden ab!

DIE FÜHRUNG DES HOMÖOPATHISCHEN PATIENTEN

Woher bekommt man seine Patienten? Entweder werden sie von anderen Patienten, denen man geholfen hat, empfohlen oder von anderen homöopathischen Ärzten oder homöopathischen Apotheken (wenn man das Glück hat, eine in seiner Nähe zu haben) oder durch Vermittlung von Freunden, die einem Bekannte schikken, die mit der Schulmedizin unzufrieden sind.

Die Aufgaben eines Homöopathen ihnen gegenüber sind vielfältig:

In erster Linie geht es darum, das richtige Arzneimittel herauszufinden und die Hindernisse für die Heilung zu beseitigen.

Schädliche Gewohnheiten auszuschalten und Placebo zu geben, wenn es nötig ist, um die Patienten davon abzuhalten, andere Medikamente einzunehmen.

Ihnen genügend Verständnis für die homöopathischen Grundsätze zu vermitteln, damit sie an ihrer Heilung aktiv mitarbeiten können.

Für die geeignete Diät, Hygiene, für Schutz und die richtige Gemütsverfassung zu sorgen.

Zweitens geht es darum, das Vertrauen des Patienten zu gewinnen, durch die eigene Persönlichkeit, durch überzeugende Menschlichkeit, durch die Fähigkeit ihn zu sehen, wie er bei voller Entfaltung seiner Möglichkeiten sein könnte.

Durch peinlichste Genauigkeit in der Befragung und Untersuchung.

Durch die Haltung gegenüber der Wissenschaft, d.h. durch die Einbeziehung von Tests, wenn sie harmlos und diagnostisch hilfreich sind.

Viele der überzeugtesten homöopathischen Ärzte sind im Grunde dagegen, weil sie sagen, sie bräuchten keine Labortests und keine Diagnose für die Heilung. Oft brauchen sie diese tatsächlich nicht zur Beseitigung der Symptome; bei funktionellen Fällen nicht einmal für die Heilung. Aber moderne Patienten sind meiner Erfahrung nach medizinisch zu aufgeklärt durch die Lektüre von Zeitschriften und ähnlichem, so daß sie den Arzt als unwissenschaftlich bezeichnen und den Respekt vor ihm verlieren, wenn er all diese Dinge außer acht läßt. Zudem wird die Verschreibung besser, wenn man die pathologischen Tendenzen und Zustände kennt.

Der zweite Teil unserer homöopathischen Behandlung erscheint mir viel schwieriger: Den richtigen Zeitpunkt zu bestimmen, an dem ein neues Arzneimittel notwendig wird. Viele der im Umgang mit der Homöopathie geübten Patienten kann man mit einem Arzneimittel, das ihnen hilft, allein lassen, bis sie einem selbst sagen, daß sie einen neuen Anstoß brauchen. Viele aber fühlen sich leicht vernachlässigt und müssen täglich aufgesucht werden, selbst wenn man weiß, daß man das Arzneimittel nicht wechseln wird.

Befaßt sich eine sachkundige Krankenschwester mit dem Fall, die die Symptome genau notiert, so kann sie es einem oft sagen, wann man wirklich gebraucht wird und einem helfen, der Familie klar zu machen, wenn das nicht der Fall ist. Eine nervöse oder unfähige Krankenschwester jedoch braucht die Bestätigung durch die häufige Anwesenheit des Arztes (eines Tages möchte ich eine Parodie auf Seton Thompsons Buch schreiben mit dem Titel: „Wild Nurses I Have Known!—Verrückte Krankenschwestern, die ich kannte!").

Es bedarf der größten Selbstbeherrschung, Taktik und Geduld, mit Familien richtig umzugehen, das empfindliche Gleichgewicht zwischen Hoffnung und Angst bei kritischen Fällen zu halten, damit die Kräfte sich nicht vorzeitig erschöpfen, und die Familie dennoch in gewisser Weise auf einen möglichen ungünstigen Ausgang vorbereitet ist.

Eine der üblichen Fragen den Umgang mit den Patienten betreffend ist immer: »Soll der Arzt den Patienten sagen, wenn sie eine ernste oder tödliche Krankheit haben«? Ein weiser Mann sagte einmal: »Wenn es Zeit für sie ist, es zu wissen, dann wissen sie es selbst und sagen es dem Arzt. Danach kann man darüber mit ihnen sprechen«. Zum eigenen Schutz jedoch sollte man, wenn man sich der Diagnose sicher ist, sie einem nahen Verwandten mitteilen. Großer Schaden wird jedoch von

Ärzten angerichtet, die gefühllose Äußerungen über Diagnose und Prognose machen. Es ist unglaublich, was Menschen diesbezüglich verkraften können.

(Kürzlich wurde ich zu einem Notfall gerufen, einer Frau von 65 Jahren in einem tonischen Krampfzustand, blau angelaufen, mit rollenden Augen, stertoröser Atmung und kaltem Schweiß. Nicht inkontinent. Sie hatte noch nie einen solchen Anfall gehabt. Die Familie dachte, sie müsse sterben. Ihre Pupillen reagierten auf Licht und waren gleich; Babinski negativ. Die Familie klagte, als wäre sie nicht da, aber ich sah an ihren Augen, daß sie alles verstand. Ihre Daumen waren eingeschlagen. Cuprum, gefolgt von Opium M brachte sie in etwa einer Stunde wieder auf die Beine, und noch am selben Nachmittag wollte sie aufstehen und ihre Wäsche waschen!)

Viele leicht beeinflußbare Patienten sind überzeugt, daß sie Krankheiten haben oder bekommen werden, die sie ganz bestimmt *nicht* haben. Keine noch so überzeugende Versicherung hat bei manchen dieser Patienten eine Wirkung, die einfache Feststellung aber, »Sie haben gar nicht die Symptome dieser Krankheit«, begleitet von einem kleinen Lächeln, wird Wunder wirken. (Solch einem Patienten sage man aber nie, was die Symptome wirklich sind!)

Ich möchte auf einen anderen Grund zurückkommen, aus dem Homöopathen eine Diagnose brauchen: Ich verlor eine sehr nette Familie als Patienten, weil ich meine Diagnose für mich behielt. Ein kecker Knabe von elf

Jahren kam aus dem Internat zurück, wo die Kinder Mumps hatten; seine Mutter rief mich an und sagte mir, er habe sich angesteckt, ich solle kommen und ihn ansehen.

Ich sagte ihm: »Aber du hast ja gar keine geschwollene oder entzündete Ohrspeicheldrüse«. »Doch, ich habe Mumps«, sagte er. Er war ein eindeutiger Phosphor-Typ. Er hatte eine cervicale Adenitis. Ich war in Sorge, daß er möglicherweise Tuberkulose hätte und baute ihn mit Arzneimitteln wieder auf. Ich hatte ihm gerade Tub.bov.M gegeben, es aber der sehr ängstlichen Mutter nicht gesagt, um sie nicht zu erschrecken, da ich wußte, daß ich in dem Fall helfen konnte. Sie dachte, für Mumps erhole er sich nicht schnell genug, rief einen anderen Arzt, der tuberkulöse Lymphknoten diagnostizierte, und ich verlor die Familie. Seit diesem Vorfall schreibe ich in diesen Fällen einen Brief an mich selbst, der die Diagnose enthält, schicke ihn an mich selbst und lege ihn ungeöffnet zu den Akten.

Am schwierigsten zu führen sind die neuen Patienten, die noch nicht verstehen, was sie *nicht* tun dürfen: Daß sie einen Ausschlag oder eine Ausscheidung nicht wieder unterdrücken dürfen, die der Homöopath bewußt wieder zum Ausbruch hat kommen lassen. Patienten, in deren Krankengeschichte Unterdrückungen vorkommen, muß man immer mahnen, nichts zu tun und es den Arzt wissen zu lassen, wenn ein Ausschlag oder eine andere Ausscheidung wieder auftaucht.

Wenn man die Patienten warnt, ist es nicht so schwierig, mit Verschlimmerungen umzugehen. Man sage ihnen, daß sie auftreten können, und daß es ein gutes Zeichen ist, wenn sie auftreten. Ein weiteres Problem sind die langjährigen Patienten, die Zugang zu homöopathischen Arzneimitteln haben. Man gebe weit entfernt wohnenden oder schwierig erreichbaren Patienten mit Kindern auf jeden Fall ein Sortiment von Reservemitteln mit, aber *numeriert*, ohne Namen, und man bitte die Patienten telefonisch nachzufragen, welche sie nehmen sollen. Auf jeden Fall müssen verschiedene Fläschchen Placebo unter verschiedenen Nummern vorhanden sein. Aber selbst dann werden sie unerfreulicherweise selbständig handeln: Einem Kind gab ich Nummer 18, das war Sepia. Meine Patientin fand es für ihre eigene Gemütsverfassung so passend, daß sie es selbst zu nehmen begann. Vielleicht sollte man die Reservemittel immer wieder überprüfen und die Nummern ändern.

Eines der schwierigsten Probleme ist es, wenn ein Patient eine als tödlich betrachtete Krankheit hat, für die es die beschriebene Behandlung gibt, die wenigstens das Leben verlängert, und wo die Krankheit selten ist, und es darüber in der Literatur keine reinen homöopathischen Behandlungen in relevanten Zahlen gibt. Beispielsweise habe ich einen Fall von myeloischer Leukämie bei einem 42jährigen Mann. Eine Röntgenstrahlen-Therapie der Milz ist absolut notwendig. Er selbst wie auch alle Nahestehenden wollen sie nicht unterlassen. Ich halte es nicht für gerechtfertigt, ihn davon abzuhalten, wie ich es z.B. im Fall von Malaria mit der Chinin-Behandlung, bei Pneumonie mit Sulfonamiden, usw. täte. Ich glaube daran, daß Homöopathie in diesem Fall helfen kann, da für den Mann ganz eindeutig ein Arzneimittel (Phosphor) paßt und da der Fall so oft suppressiv (Psoriasis, Sinusitiden, Hämorrhoiden, etc.) behandelt wurde, um Ursache für alle möglichen Störungen mit infauster Prognose sein zu können.

Aber habe ich das Recht, dafür einzutreten, daß Phosphor allein eingesetzt wird? Es ging ihm nach der Behandlung mit Phosphor besser, obwohl sich seine Laborwerte periodisch verschlechterten. Er ist kräftiger geworden und arbeitet mehr als er sollte. Seine Absonderung aus den Choanen ist wiedergekehrt und ebenso ein Ausschlag. Dann bekam er, als er gerade nicht in New York war, eine Halsentzündung und ein befreundeter Arzt gab ihm 150 Tabletten eines Sulphonamids. Als er zurückkam, sah er schrecklich aus. Das ist sicher einer der Fälle, bei dem die dem Patienten bekannte infauste Diagnose bei der leichtesten Verschlechterung wie ein Mühlstein um den Hals wirkt!

Eine Gefahr für einen homöopathischen Arzt ist es, wie eine Sphinx zu wirken oder zu euphorisch zu sein. Um ein ordentlicher Homöopath zu sein, braucht man Ausgeglichenheit, Charakterfestigkeit, Überzeugungskraft und unermüdlichen Fleiß. Auch in einer kurzen

Abhandlung über den Umgang mit homöopathischen Fällen darf ein Hinweis darauf nicht fehlen, was man dem Patienten erlauben kann, während das Arzneimittel wirkt: Er kann Calendula-Salbe, Echinacea-Tinktur, Lavendelöl, Pinus pumilio (Zwergkiefern-) Salben, Hydrotherapie, Verbascum-Öl, Plantago-Öl, Arnika-Salbe, Lagedrainage für die Ohren und normale Salzlösung als ableitendes Mittel bei beginnender Migräne anwenden.

Über das Wesentliche der Arzneimittelanwendung kann man das Kapitel von Kent über »Die zweite Verschreibung« und die Arten der Verschlimmerung lesen. Die Theorie kann man aus Büchern lernen, aber ich möchte ein Buch sehen oder eine Vorlesung in der medizinischen Fakultät hören über die vielen Details, deren Kenntnis einen Arzt in der privaten Praxis mit den Patienten erfolgreich arbeiten läßt.

Schließlich ist, wie bei allen Dingen, der richtige Umgang mit den Patienten davon abhängig, wie man mit sich selbst umgeht, denn wir lehren und lernen nicht durch das, was wir sagen, sondern durch das, was wir fühlen, wahrnehmen, wissen und sind.

ZU KLÄRENDE PROBLEME VOR BEGINN
DER HOMÖOPATHISCHEN PRAXIS

Bevor ich über die Probleme der heutigen homöopathischen Praxis spreche, möchte ich Ihnen einige der Schwierigkeiten in der Praxis der Schulmedizin zeigen, die mich dazu brachten, mich für die Homöopathie zu interessieren. Als ich während des 1. Weltkrieges an der Columbia School studierte, war ich sehr enttäuscht über die mageren therapeutischen Informationen, die wir erhielten.

Pathologie und Bakteriologie wurden ausführlich behandelt, und in Diagnose wurden wir gründlich geschult, aber als Frau und deshalb als praktischer Mensch (ich sehe, wie einige Leser lächeln, wenn sie an Frauen denken, denen sie begegnet sind), sehnte ich mich nach dem nötigen Wissen, um heilen zu können. Was wir auf dem Gebiet der Therapie lernten, war vor allem Hygiene, Krankenpflege, Diät, Hydrotherapie etc. Viele meiner Klassenkollegen, die die Allgemeinmedizin angestrebt hatten, bildeten sich in Chirurgie oder anderen Spezialfächern aus, weil man auf diesen Gebieten etwas Definitives für den Patienten tun konnte.

Nach dem Medizinstudium ging ich ins Bellevue Hospital und arbeitete zwei Jahre lang an den verschiedenen Internen Stationen; hier begegnete ich wieder dem herrschenden therapeutischen Nihilismus. Unser Chefarzt war ein Genie, was die Diagnose anbelangte, aber mir schien immer, daß ihm eine Autopsie ebenso akzeptabel erschien wie die Heilung eines Falles und noch dazu häufiger vorkam. Vor allem eine Gruppe von Patienten des Krankenhauses tat mir leid: Jene, die eine Vielzahl subjektiver Symptome hatten, und über die die Diagnose und die Labortests aussagten: »Ihnen fehlt nichts.«

Ich erinnere mich, wie einer von ihnen sagte: »Gut, Herr Doktor, es mag sein, daß mir nichts fehlt, aber ich weiß, daß ich krank bin«.

Und dann gab es die chronischen Fälle, nicht nur jene mit deutlicher Pathologie, aber Patienten, die ihr Leben lang an „Verdauungsstörungen" oder „Migräne" litten und die von Arzt zu Arzt gepilgert waren, ohne je mehr als kurzzeitige Erleichterung zu erlangen. Neben diesen offensichtlich funktionellen Fällen und den chronisch Kranken interessierten mich damals besonders zwei weitere Probleme: Eines davon waren die Patienten mit einer klassisch identifizierbaren Krankheit, die auf die übliche »spezifische« Behandlung für diese Krankheit nicht reagierten. Beispielsweise gab es da einen jungen Seemann mit heftiger Malaria, dem, zur großen Verwunderung bei jeder Visite, keine noch so große Menge Chinin auch nur im geringsten half.

Was mich weiter nachdenklich machte, war, daß es eine so große Vielzahl von Arten einer einzelnen Krankheit gab. Ich wunderte mich, warum der Patient mit Pneumonie im zweiten Bett, der doch so ein kräfiger Kerl war, am Tag der Aufnahme um Mitternacht plötzlich heruntergekommen war, eine schreckliche Todesangst hatte und sicher war, am nächsten Tag zu Mittag sterben zu müssen. (Ich darf hinzufügen, daß es zu unser aller Überraschung tatsächlich so geschah); und warum der wie berauscht aussehende Bursche im Bett daneben reglos auf der erkrankten Seite lag, die Hand unter seiner Brust, und in langen Intervallen zwei oder drei Gläser Wasser hinunterstürzte, wobei er sich über das Licht beklagte und jeden anschnauzte, der ihn ansprach; und warum die Lungenentzündung auf der anderen Seite des Zimmers sich unaufhörlich im Bett herumwarf, vor allem abends, und nach kalter Milch verlangte.

Inzwischen weiß ich, daß diese drei Patienten, obwohl sie die gleiche Krankheit hatten und die gleiche Behandlung erhielten, auf drei verschiedene Arzneimittel reagiert hätten, Aconitum, Bryonia und Rhus-tox. Aber damit greife ich vor. Meine ungelösten Fragen während meiner Ausbildung waren damals also die offensichtlich funktionellen Fälle, die chronischen Fälle, die Patienten, die auf klassische Behandlung einer fest umrissenen Krankheit nicht reagierten, und die unterschiedlichen Typen, die nach einer Diagnose klassifiziert und behandelt wurden.

Underhill hat Ihnen sehr anschaulich und humorvoll erzählt, wie *er* zur Homöopathie kam. Deshalb will ich den Bericht über meine Einweihung in die Homöopathie weglassen und Ihnen nur sagen, daß ich nach meinem üblichen praktischen Jahr im »Allgemeinen Krankenhaus« in Wien neun Monate lang bei einem homöopathischen Arzt in Genf [5] in die Lehre ging, wo ich buchstäblich zwölf bis sechzehn Stunden pro Tag lernte.

Bevor er mich als Schülerin annahm, examinierte er mich streng in Schulmedizin, einschließlich Anatomie, Brüche, chirurgische Diagnose, Pathologie, Bakteriologie und Chemie und ließ mich histologische Schnitte mit dem Mikroskop diagnostizieren. Dann fragte er mich, was der Begriff »Leben« für mich bedeute, warum ich Ärztin werden wollte, was die Hauptpflichten eines Arztes seien, und so weiter. Diese Fragen überraschten mich, da ich damals noch nicht verstand, was für eine Bedeutung sie im homöopathischen Gedankengut haben.

Und dann stellte er mir eine Grundfrage, um zu sehen, ob ich von Homöopathie schon eine Ahnung hatte. Die Frage lautete: »Was verschreiben Homöopathen gegen Rheumatismus?« Da ich schon ein wenig homöopathische Literatur gelesen hatte, antwortete ich, daß Homöopathen kein bestimmtes Arzneimittel gegen Rheumatismus oder gegen irgend eine anders bezeichnete Krankheit oder Diagnose geben (obwohl gewisse Arzneimittel natürlich häufiger bei rheumatischen Zuständen indiziert sind). Sie geben ein Arzneimittel, das zu den Symptomen des Patienten, der die Krankheit hat, paßt, in anderen Worten: für die Reaktion des jeweiligen Individuums auf eine bestimmte Art von Krankheit. Dies definiert einen der fundamentalen Unterschiede zwischen der homöopathischen Betrachtungsweise und der Schulmedizin.

Bevor ein Arzt nicht die Unterschiede zwischen den Standpunkten der schulmedizinischen Ausbildung und der Homöopathie erfaßt hat, kann er nicht beginnen, homöopathisch zu verschreiben. Lassen Sie mich aus Gründen der Klarheit aufzählen, worin diese Unterschiede liegen. Zunächst muß er, wie schon erwähnt, das Prinzip der Individualisierung erfassen. Die moderne Medizin gibt dafür eine gute Grundlage durch ihr Interesse an Endokrinologie und Psychiatrie, aber sie bietet bis jetzt noch keine den Feinheiten der Differenzierung angemessene Therapie, außer bei offensichtlichen Drüsenstörungen.

Was bedeutet Individualisierung für den Homöopathen und wie gelangt er hierzu? Sie beinhaltet eine ergänzende neue Methode der Fallaufnahme. Nachdem man die klassische Fallgeschichte aufgenommen und sie durch Fragen detailliert hat, kann man sehr oft schon eine Diagnose stellen, selten aber eine homöopathische Verschreibung vornehmen. Für letztere muß man die

Geistes-und Gemütsverfassung des Patienten und das kennen, was der Homöopath seine »Allgemeinsymptome« nennt, also die Dinge, die den Patienten als Ganzen betreffen — seine Reaktion auf Hitze und Kälte, auf feuchtes und trockenes Wetter, Sturm, Bewegung, Körperhaltung, Ernährung etc. Man muß wissen, wie diese Faktoren die spezifischen Beschwerden des Patienten beeinflussen; in anderen Worten, man muß die Modalitäten dieser besonderen Krankheitssymptome kennen — ob die Kopfschmerzen durch heiße oder kalte Anwendungen, durch Bewegung oder Ruhe, durch Liegen oder Gehen, durch Druck oder bestimmte Ernährung besser werden, und zu welcher Tageszeit sie am schlimmsten sind (›Modalitäten‹ heißt mit anderen Worten Verschlimmerung oder Besserung spezifischer Symptome, wie ›Allgemeinsymptome‹ Verschlimmerung oder Besserung des Patienten im ganzen bedeutet).

Viertens muß man die seltenen auffallenden, sonderlichen oder charakteristischen Symptome des Patienten kennen, um homöopathisch verschreiben zu können. Dem Patienten erscheinen sie oft als triviale Überempfindlichkeiten, Dinge, die er schon immer gehabt hat, oder für die sich noch kein Arzt, dem er von ihnen berichtete, interessiert hat. Sie dienen oft als Schlüsselsymptome, die zu einem Arzneimittel führen.

Doch was nützt all diese zusätzliche Information über den Patienten? Wie kann dieses Bild seiner Persönlichkeit einem helfen? Man hat individualisiert, aber welchen Nutzen bringt eine solche Differnzierung, wenn man nur eine Standardbehandlung für die diagnostizierte Krankheit hat?

Das führt uns zum zweiten großen Unterschied zwischen der Homöopathie und der Schulmedizin. Das Gesetz (oder wenn Sie es so wollen, die Hypothese), die der Homöopathie zugrunde liegt, findet sich in dem Satz von Hippocrates: »*similia similibus curentur*«, den Hahnemann mit neuem Leben erfüllte und erweiterte. Stearns sagte Ihnen, wie Hahnemann dazukam, dieses Gesetz anzuwenden, und wie er die erste sogenannte »Arzneimittelprüfung« mit Chinin vornahm. Eine »Arzneimittelprüfung« im homöopathischen Sinn bedeutet das Experimentieren mit einer Droge in winzigen Dosen am relativ gesunden Menschen. Die Gesamtheit der so produzierten Symptome einer großen Zahl von Prüfern verschiedenen Alters und Geschlechtes bildet die Grundlage unserer homöopathischen Materia Medica.

Das Ziel der Arzneimittelprüfung ist es, die Persönlichkeit einer Droge zu zeichnen. Jedes unserer Arzneimittel ist für uns eine lebendige Persönlichkeit. Die Mittel sind wie Freunde, die man erkennt, sobald man sie sieht, nicht nur durch ihre hauptsächlichen Charakteristika, sondern auch an ihren besonderen Eigenheiten. Dann haben wir auf der einen Seite die Arzneimittelpersönlichkeiten und auf der anderen Seite das Bild des Patienten in seinem gegenwärtigen Zustand. Es folgt daraus, daß wir, wenn Ähnliches durch Ähnliches geheilt wird, die Bilder in Übereinstimmung bringen müssen und die Persönlichkeit eines Mittels unserem Patienten anpassen müssen, das Medikament geben und die Ergebnisse beobachten müssen.

Wenn jemand diese geniale Idee begriffen hat, und gelernt hat, sie in die Praxis umzusetzen, bleibt ihm nur noch, ihre Wirksamkeit zu beobachten. Ich bin von Natur aus skeptisch und brauchte lange, bis ich dem glaubte, was ich mit eigenen Augen sah. Waren die erstaunlichen Besserungen und Heilungen Zufall oder Suggestion oder lag ihnen eine falsche Diagnose zugrunde?

Es gibt gewisse Kontrollen, die man einsetzen kann: Man verordne dem Patienten die richtige Lebensweise einschließlich Diät etc. und sehe zu, wie sich dadurch der Zustand verändert. Dann gebe man Placebo mit größter Zuversicht.

Meiner Erfahrung nach wird der Patient in neun von zehn Fällen von keiner Besserung berichten können. Wenn er durch diese erfolglose erste Verschreibung entmutigt ist, gebe man ihm das gewählte Arzneimittel, das

Simillimum. Wenn man ganz sicher sein kann, daß das Arzneimittelbild bei dem Patienten paßt, und man das Simillimum gefunden hat, wird man in den meisten Fällen ein rasches und gutes Ergebnis sehen können.

Dies sind aber nicht die einzig möglichen Methoden der Kontrolle. Es gibt Gesetze der Arzneimittelwirkung, die allem widersprechen, was man in einem nicht behandelten Fall erwarten könnte. Wenn man dies sieht, weiß man, daß das gewählte Arzneimittel greift. Die Gesetze wurden von Constantin Hering formuliert, einem der Pioniere der Homöopathie in Amerika, und lauten folgendermaßen: Das heilende Arzneimittel wirkt *von innen nach außen, von oben nach unten* und *in der umgekehrten Reihenfolge des Auftretens der Symptome.*

Als Beispiel nehme man einen Fall rheumatischen Fiebers, bei dem nach der üblichen Gabe von Salicylaten die Gelenke sich zu bessern scheinen, sich aber Herzbeschwerden entwickeln. Man gebe solch einem Patienten das Simile, und er wird darüber klagen, daß seine Gelenke wieder schlechter seien, daß er sich selbst aber besser fühle; man stellt fest, daß sich der Zustand seines Herzens bessert. Man erklärt ihm, daß das Arzneimittel von innen nach außen wirkt, daß sich das lebenswichtigere Organ, das Herz, zuerst erholt, und die peripheren Organe, die Gelenke, zunächst noch mehr betroffen werden. Man gebe ihm nun nichts als *Placebo.* Nach kurzer Zeit wird er sagen, daß es seinen Schultern und

Handgelenken besser geht, aber daß er jetzt in den Knien und Fußgelenken Schmerzen hat. Man sieht das Heringsche Gesetz wirken und zwar von oben nach unten und wartet nun am besten ab.

Dann beobachtet man, daß die Symptome des Patienten in der entgegengesetzten Reihenfolge ihres Auftretens verschwinden, wobei die Herzbeschwerden, die zuletzt auftraten, als erste vergehen. Wenn man sich unter Beobachtung dieses Heilungsverlaufes auf das Medikament verläßt, wird der Patient ohne die lästigen Rückfälle genesen.

(Wenn man jedoch im Gegensatz dazu bemerkt, daß die Gelenke der unteren Extremitäten sich bessern und die der oberen sich verschlechtern, weiß man, daß man auf dem falschen Weg ist und das Simillimum noch nicht gefunden hat).

Eines der schwierigsten Probleme für den Anfänger ist die unterschiedliche Auffassung über Pathologie und Bakteriologie. Homöopathen akzeptieren die Fakten dieser Zweige der Medizin. Der Unterschied liegt in der Interpretation dieser Fakten. Pathologie ist ein Endergebnis eines krankhaften Prozesses. Der Homöopath ist an den erkrankten Mandeln, den Hämorrhoiden, der Eierstockcyste, der Krebsgeschwulst, dem Bandwurm oder der Psoriasis lange nicht so interessiert wie an der konstitutionellen Störung, die dahintersteht. Es geht ihm nicht vorrangig darum, die Endzustände der Krankheit mit einem Mal zu beseitigen, sondern die zugrundeliegende Ursache auszuheilen.

Im Verlauf dieses Heilprozesses werden die Endzustände oft verschwinden, wie im Fall von geschwollenen Nacken-Lymphknoten oder Fibroiden. Wenn nicht, können sie — sobald sie fast nur mehr wie ein Fremdkörper sind, entfernt werden, wenn sich die Konstitution soweit verändert hat, daß sie nicht weitere pathologische Veränderungen an tiefersitzenden Organen hervorbringen wird.

Ähnlich muß man die durch Bakterien verursachten Erkrankungen betrachten. Der Homöopath interessiert sich mehr für die Anfälligkeit des Individuums als für die Bakterien selbst. Anstatt bei Malaria die Plasmodien mit Chinin abzutöten oder bei Syphilis die Spirochäten mit Salvarsan, zieht es der Homöopath vor, ihn durch Stimulation der körpereigenen Abwehr gegen diese Erreger immun zu machen, und er tut das mit Hilfe des Simile.

Um ein weiteres Beispiel zu nennen: Anstatt Kopfläuse mit Delphinium-Extrakt (Rittersporn) abzutöten und den Patienten weiteren Invasionen zu überlassen, gibt der Homöopath ein chronisches konstitutionelles Arzneimittel, das die Anfälligkeit beseitigt, worauf sich die Läuse anderswo Nahrung suchen.

Ein viertes Hindernis für den Schulmediziner ist die Frage der Unterdrückung. Ausscheidungen und Ausschläge werden gewöhnlich wie pathologische Zustände angesehen, die man nur mit lokalen Maßnahmen bekämpfen kann. Uns wurde gelehrt, Schnupfen mit Argyrol zu bekämpfen, die Portio uteri bei Leukorrhoe mit Mercurochrom einzupinseln, gonorrhoischen Ausfluß mit Protargol zu unterbinden, Diarrhoe mit Opium oder Wismut in Schach zu halten, Hautausschläge mit Ammoniak-Mercur- oder Sulphur-Salben oder anderen Anwendungen zu bekämpfen.

Der Homöopath ist der Ansicht, daß es sich hier um Unterdrückung und nicht um Heilung handelt, daß diese äußeren Manifestationen nicht ursprünglich lokaler Natur sind, sondern der Ausdruck einer tiefersitzenden Krankheit, die der Körper durch solche Unreinheiten hinauszutreiben versucht. Man hat beobachtet, wie

144

tiefersitzende Störungen auf solche Unterdrückung folgten. Das chronische, konstitutionelle homöopathische Heilmittel, das man in einem so behandelten Fall verabreicht, wird oft den ursprünglichen Ausschlag oder die ursprüngliche Absonderung wiedererscheinen lassen, begleitet von einer Besserung der neueren schwerwiegenden Symptome und einer endgültigen, von innen heraus kommenden Heilung der ursprünglichen Ausscheidungen oder Ausschläge.

Lassen Sie mich das mit einem jüngeren Fall aus meiner Praxis illustrieren: Eine Frau von 45 Jahren kam wegen Depression mit suizidaler Tendenz zu mir, für die sie keinen emotionalen Grund angeben konnte. Sie sagte, ihre Gemütssymptome seien genau zu dem Zeitpunkt aufgetreten, als eine übelriechende, klumpige, grüne Leucorrhoe, die sie vor ein paar Monaten gehabt hatte, durch lokale, vaginale Applikationen »geheilt« worden sei. Ich gab ihr eine Gabe *Sepia* (ein Arzneimittel, das aus der Tinte von Tintenfischen gemacht wird), gegen ihren psychischen Zustand.

Eine Woche später kam sie in überschwenglicher Stimmung zu mir zurück; die Depression, wegen der sie mich aufgesucht hatte, war verschwunden, und sie sagte: »Übrigens, Frau Doktor, jetzt habe ich diesen schrecklichen Ausfluß wieder, genau wie vorher!« Ich war sehr froh, warnte sie davor, ihn ein zweites Mal zu unterdrücken und gab ihr Placebo. Der Ausfluß ist seither geringer geworden und gutartiger, und sie ist, wie ihr Mann sagt, ganz verwandelt. Soviel zu den fundamentalen Unterschieden.

Eine weitere Frage, die sich mir stellte, war, ob ein homöopathisches Arzneimittel deutliche pathologische Veränderungen beeinflussen kann. Ein 19jähriges Mädchen kam wegen einer starken intermenstruellen Blutung zu mir. Bei der Untersuchung entdeckte ich ein Uterusmyom, das größer als meine Faust war. Ein bekannter New Yorker Spezialist, so erzählte sie mir später, hatte es diagnostiziert und ihr nur allgemeine Gesundheitsmaßnahmen angeraten, da er ein so junges Mädchen nicht mit Röntgenstrahlen behandeln wollte. Ihre chronische Symptomatik ließ, zusammen mit Geistes- und Gemütssymptomen sowie Allgemeinsymptomen auf Phosphor schließen, eines der Hauptmittel bei Myomen. Drei Monate, nachdem ich es ihr gegeben hatte, schickte ich sie zu einer Untersuchung zu dem selben Spezialisten. Er war erstaunt, wie stark sich das Myom verkleinert hatte und fragte sie, was sie getan hätte. Ein halbes Jahr später erklärte er sie für gesund und stimmte ihrer Eheschließung zu.

Eine weitere Schwierigkeit entdeckte ich in der allgemeinen Ansicht, daß homöopathische Arzneimittel keinen Schaden anrichten können. *Sie können es!*

Ein weiteres Problem, dem man in der allgemeinen Praxis häufig begegnet, ist das der *Prophylaxe*. Strenge Homöopathen sind der Ansicht, daß Impfungen schädlich seien. Viele Erfahrungen brachten mich zu der Überzeugung, daß das chronische konstitutionelle Arzneimittel die beste Prophylaxe darstellt. Das Gebiet der chronischen konstitutionellen Arzneimittel ist faszinierend, geht aber über den Rahmen dieses Buches hinaus.

Das letzte Problem schließlich ist ein praktisches, das dem Anfänger große Schwierigkeiten bereitet: Die Frage, ob man mit einer homöopathischen Allgemeinpraxis seinen Lebensunterhalt bestreiten könne. Bestimmt glaubten mehr als die Hälfte meiner Patienten nicht an Homöopathie, manche von ihnen waren sogar absolut dagegen, aber ich machte die Erfahrung, daß durch eine zeitgemäße Untersuchung und moderne Labortests, die neuesten Forschungsergebnisse über Arzneimittel und die richtige Vermittlung der homöopathischen Prinzipien, ohne die Homöopathie beim Namen zu nennen, die Patienten fasziniert waren, daß sie ihre Freunde schickten und der Methode schließlich großes Vertrauen entgegenbrachten.

Für all die hier beschriebenen, schwierigen Probleme kann man eine befriedigende Lösung finden, wenn man bereit ist, die harte Arbeit des Lernens auf sich zu nehmen, bis man zu den richtigen Ergebnissen gelangt. Ich habe mich ganz der Homöopathie verschrieben. Wenn ich einen Mißerfolg habe, weiß ich, daß er an mir selbst liegt und nicht an der Homöopathie, und wenn ich ein Simile für einen Fall finde, so habe ich, noch bevor ich es dem Patienten gebe, die völlige Gewißheit, daß ich damit gute Resultate erzielen werde.

AUFFALLENDE, SELTENE UND SONDERLICHE SYMPTOME

Ein in der Homöopathie fortgeschrittener Schüler sagte mir kürzlich, daß eines seiner Hauptprobleme die »auffallenden, seltenen und sonderlichen« Symptome seien. Er wolle Beispiele dafür haben, was ein solches Symptom sei. Ob es sowohl ein Allgemein- als auch ein Lokalsymptom sein könne, wie es die Hierarchisation beeinflusse, und ob es einem Schlüsselsymptom gleichkäme etc.

Ein »auffallendes, seltenes und sonderliches« Symptom kann von zweierlei Art sein. Es kann ein seltsames, phantastisches, völlig neuartiges, selten auftretendes Symptom sein wie ›das Gefühl einer nicht schwangeren Frau, daß etwas Lebendiges in ihrem Unterleib hüpft‹ oder ›das Gefühl, der ganze Körper sei zerbrechlich‹. Die zweite Art jener Symptome ist die, welche zwar nicht absonderlich, aber ungewöhnlich, unerwartet sind und dem, was man vernünftigerweise bei einem bestimmten Zustand voraussagen würde, widersprechen; beispielsweise: ›Lacht und singt bei Schmerzen‹, ›Durst auf kalte Getränke nur im Froststadium, kein Durst bei Fieber‹. Dieser letztere Typ ist auffallend wegen der Gegensätze, die Begleitumstände sind merkwürdig: Lachen bei Schmerz, Durst bei Kälte.

Solch ein Symptom kann ein psychisches Symptom, ein Allgemeinsymptom oder ein Lokalsymptom sein;

der Natur der Dinge nach kann es kein gewöhnliches Symptom sein. Als Beispiel für solch ein Geistes- und Gemütssymptom sei genannt: ›Das Gefühl, doppelt im Bett zu sein‹ oder ›ständiges Händewaschen‹.

Als typisches sonderbares Allgemeinsymptom ist das bekannte Camphersymptom zu betrachten: ›Sehnt sich nach Hitze in Fieberhitze und nach Kälte im Fieberfrost‹ oder ›durstig mit Abneigung gegen Wasser‹.

Als seltenes Lokalsymptom kann man beispielsweise nennen: ›Leeres Gefühl im Kopf‹, ›blaue Fingernägel im Fieberfrost‹ oder ›vorübergehende Blindheit die geht, wenn der Kopfschmerz auftritt‹ oder ›Epistaxis durch Waschen des Gesichtes mit kaltem Wasser‹.

Ein »auffallendes, seltenes und sonderliches« Allgemeinsymptom wie ›Frösteln, durch Hitze schlimmer‹, ist höher zu bewerten als ein gewöhnliches Allgemeinsymptom derselben Klasse, es sei denn, es sei ein Allgemeinsymptom, das durch soviele Lokalsymptome des Falles sich hindurchzieht, daß es das Hauptcharakteristikum des Falles wird, z.B. wenn für einen Fall gilt: ›Selbstmordgedanken beim Erwachen‹, ›Mordimpulse beim Erwachen‹, ›Frösteln nur beim Erwachen‹, ›Ruhelosigkeit beim Erwachen am Morgen‹. Hier ist es die Verschlimmerung beim Erwachen am Morgen, die das gravierendste Symptom ausmacht und für den Zweck des Repertorisierens selbst die Geistes- und Gemütssymptome, Selbstmordgedanken und Mordimpulse übertrifft, da diese die modifizierenden Elemente der Verfassung des Patienten beim Erwachen sind und nicht sein dauernder Zustand.

Auch unter den Lokalsymptomen werden die »auffallenden, seltenen und sonderlichen« Symptome bevorzugt. Angina pectoris mit Schmerz, der sich bis in den Hinterkopf hinaufzieht, wäre höher zu bewerten als Herzschmerzen, die den Arm hinunterziehen, da ersteres ungewöhnlicher und seltener ist. Die auffallenden psychischen Symptome sind oft von geringerem Wert als die sonderlichen Allgemein- oder Lokalsymptome. Das gilt vor allem bei neurasthenischen Fällen, die oft Symptome erfinden und ausschmücken. Vor allem im Bereich von psychischen Symptomen müssen wir sicher sein, daß ein Symptom, wie oben beschrieben, wirklich echt ist. Einige Meister der Homöopathie sind der Ansicht, daß es in Fällen von psychischen Erkrankungen sicherer sei, mit Hilfe von seltenen und hervorstechenden Allgemein- und Lokalsymptomen zu repertorisieren und die Unzahl von Geistes-und Gemütssymptomen nur als Teil des Gesamtbildes zu betrachten, wenn man beim Materia Medica-Studium das Mittel aus den wenigen Arzneimitteln auswählt, die beim Repertorisieren den höchsten Rang einnahmen. Als eine Regel kann es hier gelten, die Allgemein- und Lokalsymptome auszuwählen, die am sonderlichsten sind, immer vorausgesetzt, daß es sich dabei um die charakteristischen Züge des Falles handelt.

»Auffallende, seltene und sonderliche« Symptome werden oft zu Schlüsselsymptomen, obwohl nicht alle Schlüsselsymptome auffallende Symptome sind; beispielsweise ist »Hunger um elf Uhr vormittags« ein Schlüsselsymptom für Sulphur, aber kein »auffallendes, seltenes und sonderliches« Symptom; dasselbe gilt bei der Verschlimmerung von 16—20 Uhr bei Lycopodium; aber ein Schlüsselsymptom, das zugleich ein sonderliches Symptom ist, ist die bekannte Verschlimmerung bei Abwärtsbewegung bei Borax oder ›je mehr man aufstößt, desto mehr muß man aufstoßen‹ bei *Ignatia* oder das sonderliche Symptom, das ebenso ein Leitsymptom von Calc., Alum. und Nit-ac. ist: ›Verlangen nach unverdaulichen Dingen wie Kalk, Erde und Stiften für Schiefertafeln‹.

Der für die Homöopathie so wesentlichen Individualisierung kommt das Verständnis und die Verwendung der »auffallenden, seltenen und sonderlichen« Symptome zugute, was Hahnemann selbst besonders betonte.

Man muß nicht eigens hervorheben, daß man auffallende Symptome mit nur wenigen Mitteln außer acht lassen darf, sie können nämlich irreführend sein. Beispielsweise hatte ich einen Fall, der immer wieder sagte, daß sein Zucken während des Essens und wenn er sich zu Tisch setzte, schlimmer wurde. Unter diesem Symptom findet man im Kentschen Repertorium nur ein Arzneimittel, nämlich Plumbum, was aber keineswegs das richtige Arzneimittel für die Totalität der Symptome war. Die sonderlichen Symptome sind oft schwer herauszufinden, da die Patienten sich schämen, etwas so Merkwürdiges, so Inkonsequentes und Absurdes zu berichten; doch gerade bei einfachen Menschen kommen sie oft zur Sprache und sie sind, besonders wenn es sich um Allgemeinsymptome handelt, von größtem Wert als Teil der Gesamtheit der Symptome.

ANHANG

Die Crux der Homöopathie

Einer der Hauptgrundsätze der Homöopathie ist: »von innen nach außen, von oben nach unten«. Im Zusammenhang mit diesem Prinzip sind Geistes-und Gemütssymptome von größter Bedeutung. Das bedeutet nicht, daß eine gewisse Sonderlichkeit der Psyche, die nicht bedeutsam ist, ein wesentliches Allgemeinsymptom an Wichtigkeit überträfe. Wenn die psychischen Symptome nicht unmißverständlich für sich selbst sprechen, sollte der wissende Homöopath erkennen, daß bei diesem Patienten die Störung zumindest im Augenblick auf einer äußerlicheren und mehr physischen Ebene lokalisiert ist, wie auch viele Medikamente nur auf dieser Ebene wirken.

Andererseits fallen viele sehr ausgeprägte Abweichungen einem Arzt, den man wegen eines bestimmten Schmerzes an einer bestimmten Körperstelle konsultiert, nicht gleich ins Auge, sie können auch so geartet sein, daß sie dem Patienten selbst nicht bewußt werden. Jeder erfahrene Praktiker unserer Kunst muß auch große psychologische Fähigkeiten haben. Er muß den Charakter des Patienten verstehen und die Fehlhaltungen herausspüren, die die Wurzel vieler sogenannter körperlicher Störungen sein können.

Nehmen wir an, der Patient zeige Symptome in der psychischen Sphäre, und der Arzt hielte diese Symptome für sehr bedeutsam — wie benutzt er sie nun zum Repertorisieren seines Falles? Betrachten wir zunächst das Problem der Brauchbarkeit eben dieser Symptome bei akuten Zuständen. Es ist uns allen klar, welche Bedeutung die ungeheure Angst des *Aconitum*-Patienten hat, die Reizbarkeit und Tadelsucht des Buchhalters, der *Nux* braucht, der Jähzorn des *Chamomilla*-Babies, die mitfühlende Sanftheit und das Verlangen nach Sympathie der Menschen, die *Pulsatilla* brauchen, auch wenn sie normalerweise kritisch und nüchtern sind.

Schwieriger ist es zurecht zu kommen, wenn ein Leitsymptom, welches uns an ein chronisches Mittel denken läßt, bei einer akuten Erkrankung auftaucht. Wer hat nicht schon die Gechwätzigkeit einer Lachesis-Angina gesehen oder vielmehr gehört? Oder ist verduzt gewesen über die abweisende Stimmung eines traurigen Mädchens, das nach einer unglücklichen Liebe *Nat-m.* braucht? Um eine erfolgreiche Verschreibung vornehmen zu können, sollte man die akuten psychischen Symptome nie übersehen, denn oft werden sie der entscheidende Faktor sein, um die Wahl zwischen zwei Arzneimitteln zu treffen, deren Modalitäten beide gleich zutreffend sind.

In chronischen Fällen ist der Bereich der psychischen Eigenarten reicher und einleuchtender. Der Arzt kennt die Temperamente seiner Arzneimittel und kann sie in

155

klar umrissenen Fällen mit schöner Präzision für diese Patienten allein aufgrund der psychischen Symptome auswählen; bei der Mehrzahl der Menschen jedoch ist die Sache komplizierter. Der mit Scharfblick und Urteilsvermögen begabte Homöopath kann aus Bemerkungen, die der Patient fallen läßt, aus Kommentaren der Familie, aus einer verheimlichenden Unsicherheit oder einer charakteristischen Reaktion auf eine geschickte Frage, aus Dingen, die während der Untersuchung zutage treten, sein Arzneimittel oder Gruppen von Arzneimitteln, fast mit Sicherheit auswählen.

Viele Geistes- und Gemütszustände jedoch erfordern eine Interpretation. Sitzt Ihnen der Patient still und wortkarg gegenüber, weil er ein introvertierter Grübler ist, weil er schüchtern ist oder weil er Sie aufsitzen läßt? Es könnte aber auch sein, daß dieser Mensch so reserviert ist, weil er einen Kummer verbirgt, der nach Staph. verlangt, oder er ist es wegen seines hochmütigen Stolzes von der Art des Plat. — oder ist ihm eine gewisse »Halsstarrigkeit« zu eigen, die eine lockernde Gabe erfordert? Wenn der Patient andererseits überaus gesprächig ist — ist es die Beredtheit von Lachesis oder Calc-p., ist es der Mangel an geistiger Bescheidenheit von Phos., ist es die Hypochondrie von Ign. oder die egoistische, philosophische Weitschweifigkeit von Sulph.?

Wenn nun die psychischen Symptome, die man wahrgenommen hat, im Repertorium selbst unter keinem der Synonyme erscheinen, was dann? Man muß sich ganz sicher sein, daß die Wahl einer so wichtigen Rubrik zutreffend ist. Oft vertrauen sich einem die Patienten nicht an, was immer man auch versucht, und man weiß dabei, daß ihre Reaktionslosigkeit oder andere Symptome auf psychische Ursachen zurückgehen. Diese muß man herausfühlen, aufspüren und oft das Arzneimittel dafür verschreiben, ohne den Patienten wissen zu lassen, daß er die Symptome hat oder daß man es weiß.

Man vergesse auch den unausgesprochenen Einfluß von sexuellen Schwierigkeiten nicht: Conium, Origanum, Lycopodium, Apis. Bei Behandlung eines Falles, in dem der Patient einen deutlichen Charakterfehler hat, wie beispielsweise Eifersucht, Rachsucht, Launenhaftigkeit, Starrsinn oder sonst etwas, benutze man das als Symptom; das chronische Arzneimittel wird so oft das Leben der ganzen Familie harmonisieren. Vor allem aber halte man sich die Rangordnung der Geistes- und Gemütssymptome vor Augen: Zuerst kommen jene, die mit der Liebe zum Leben zu tun haben, danach jene, die die Schaffenskraft und die Liebe zu den Menschen beeinflussen, drittens jene, die mit Charakterzügen, Wünschen und Abneigungen in Verbindung stehen, und viertens jene, die mit unterdrückten Emotionen zu tun haben.

Man lasse sich nicht vom Patienten irreführen. Man muß unendlich viel Geduld, Takt und Intuition haben und immer wieder das Kapitel »Psychische Symptome«

in Kents Repertorium studieren — dann werden die Patienten, die Homöopathie und man selbst den Lohn ernten.

Zeit und Rhythmus bei der Verschreibung

Jeder gute Mechaniker kennt die Bedeutung des richtigen Zeitpunktes der Zündung im Hinblick auf den Motor Ihres Wagens. Wenn die Zylinder nicht synchron arbeiten, geht Kraft verloren. In der Diplomatie ist der richtige Zeitpunkt von grundlegender Bedeutung. Philosophen wie Athleten wissen, welch große Bedeutung der Rhythmus hat, der ein Gefühl für den richtigen Zeitpunkt ist.

Der Anfänger in der Homöopathie, der eine Verschreibung vornimmt, mag den Fall ausgezeichnet aufgenommen haben, hat aber vielleicht keinen Sinn für Chronologie, für das Aufeinanderfolgen von Ursache und Wirkung. Man datiere die Krankheiten, Operationen und Unglücksfälle in der Geschichte eines Patienten immer genau. Nach einiger Zeit wird man einen sechsten Sinn dafür bekommen, wie die Dinge aufeinander folgen, man sieht das Leben des Patienten, ja sogar das seiner Vorfahren und Nachkommenschaft als ein organisches Ganzes.

Man versuche seine ererbten Krankheiten mit Jahreszeiten, Periodizität, Zeit und meteorologischen Phasen in Verbindung zu bringen. Man lernt, wie jeder kleine Mensch im großen Rhythmus des Universums mitschwingt.

Das Zeitgefühl ist auch für die Untersuchung wichtig. Es genügt nicht, daß das Herz eines Menschen keine deutlichen organischen Störungen im EKG aufweist; man muß mit mehr Gefühl, als man sich vielleicht selbst zutraut, in den Rhythmus seines Pulses und seiner Atmung sich einfühlen. Man muß die metabolischen Rhythmen des Essens, der Verdauung und der Ausscheidungen verstehen und entscheiden können, wo physiologische Zeitverschiebungen nach vorne und hinten stattfinden. Man muß mit Instrumenten, mit Augen, Ohren, Nase und Finger die feinen Abweichungen der menschlichen Funktionen beobachten. Es wäre auch zu bedenken, wie eine kleine Veränderung der Phase, der Strömungen oder des magnetischen Feldes offensichtlich einen verändernden Einfluß auf Gesundheit und Harmonie ausübt.

Man muß den Patienten dazu bringen, einen Sinn für die Notwendigkeit von Ordnung und Rhythmus zu entwickeln, dann ist man soweit, ihm das Simile zu geben. Einer meiner alten Professoren pflegte zu sagen, daß das Heilen ähnlich ist wie das Schälen einer Zwiebel: Man muß an der obersten Schicht beginnen. Es ist in der Homöopathie ein bewährtes Prinzip, in einem noch nicht behandelten Fall, der eine akute Verschreibung erfordert, die neuesten Symptome als Hinweis für das zuerst zu verschreibende Arzneimitttel zu benutzen. Wenn man einen chronischen Fall von Geburt an aufgenommen hat, sollte man fähig sein zu erkennen, welches Arzneimittel dieser Mensch als Säugling, als Kleinkind, als heranwachsendes Kind, in der Pubertät, als Jugendlicher, als Erwachsener und im Alter gebraucht hätte.

Zu einem gewissen Zeitpunkt während der vollständigen Behandlung eines Menschen kann man ggf. auf das grundlegende Arzneimittel oder fehlende Element, das Jahre zuvor passend gewesen wäre, zurückgehen; wenn man diese Substanz jedoch zu früh gibt, stört man den Zeitablauf. Nur die Nosoden können entweder anfangs oder zwischenzeitlich als Zeitregulatoren erfolgreich gegeben werden. Um aus der Botanik eine Analogie zu nehmen: Die Nosoden entsprechen der Gattung, das Arzneimittel der Spezies.

Der gefährlichste Punkt bei einer homöopathischen Behandlung ist der Augenblick der zweiten Verschreibung. Wenn man übereilt oder überbesorgt unterbricht, bevor die erste Gabe ihre Wirkung getan hat, wird man den Fall verderben. Andererseits verliert man wertvolle Zeit und vielleicht auch den Patienten, wenn man zu lange wartet. Der erfahrene Homöopath sollte in der Lage sein, zu »riechen«, wann eine Wiederholung, der Wechsel der Potenz oder ein neues Arzneimittel indiziert ist, und sollte die Chatakterfestigkeit haben, sich nicht durch die Krankheit, den Patienten, die Familie, den Facharzt, die Krankenschwester oder den Familienangehörigen verleiten oder irreführen zu lassen!

Man rufe sich die Hauptprinzipien in Erinnerung: Nie ein Arzneimittel zu wiederholen, wenn der Patient auf dem Wege der Besserung ist. Nie ein Arzneimittel zu wechseln, wenn die Symptome der Heringschen Regel folgen. Nie das Arzneimittel zu wechseln, wenn nach Anwendung eine Ausscheidung oder ein Ausschlag folgen. Unter den Begriff der richtigen Zeitwahl fällt mehr als Wiederholung oder Wechsel. Man kann auch die Wahl der Potenz darunter verstehen. Die Vitalität des Patienten ist Rhythmus, und seine Pathologie oder Unterdrückungen behindern diesen Rhythmus. Eine homöopathische Behandlung ist in gewisser Weise ein Hindernisrennen: Man koordiniere die Arzneimittel und die Potenzen und gewinnt so den effektvollsten Zeitablauf.

Der Wert der Diät und ihre Beziehung zu den homöopathischen Arzneimitteln

Die Homöopathie ist so reich an Behandlungsmöglichkeiten, daß man als homöopathischer Arzt oft dazu neigt, sich auf die Medikamente allein zu verlassen und hygienische und andere Hilfsmaßnahmen außer acht zu lassen. Vor allem versäumen es manche Ärzte, für ihre Patienten eine detaillierte Diät auszuarbeiten. Aus verschiedenen Gründen ist es aber sehr wichtig, das zu tun. Zunächst wegen der psychologischen Wirkung auf den Patienten.

Die Patienten möchten sicher sein, daß man ihnen mit allen wissenschaftlichen Mitteln hilft, und daß der Arzt auf sie eingeht; und sie wollen etwas *tun*, wollen zu aktiver Mitarbeit aufgerufen sein. Letzteres ist vor allem dann der Fall, wenn die jeweilige Arzneimittelgabe auf so angenehme, einfache und sparsame Weise geschieht, wie es die Homöopathie vorschreibt. Andererseits kann Diät ohne Zugabe irgendeines Arzneimittels in vielerlei Fällen Wunder wirken, wie die moderne Medizin zeigt.

Hier seien beispielsweise einige Krankheiten aufgezählt, bei denen eine strikte Diät ohne gleichzeitige Einnahme eines Arzneimittels von hohem Wert ist: Diabetes, Nephritis, Hypertonie, Nierenkolik und Harnsäurediathese, Arthritis, Gallensteine und Gelbsucht, Magen- und Duodenalulcera, Colitis, Visceroptosis, Obstipation, Adipositas und nicht zuletzt Tuberkulose und Krebs. Jeder homöopathische Arzt muß ein fundiertes Wissen über die klassischen, diätetischen Maßnahmen haben; er muß wissen, wann er einem Diabetiker eine bestimmte Diät verordnen muß und den Unterschied zwischen Diäten für Nephritis und Nephrose kennen; er muß in Fällen von chronischen Nierenkoliken purinfreie Diät verschreiben und die Diät bei Geschwüren kennen,

162

sowie die Diät bei Colitis (die aus Weizen-Sellerie-Suppe besteht, deren Ballaststoffreichtum, kombiniert mit den übrigen Elementen, in solchen hartnäckigen Fällen Wunder wirkt).

Der Arzt muß wissen, wie er Übersäuerung, übelriechenden Urin, Asthma und Ekzeme durch diätetische Maßnahmen beeinflussen kann. Es ist für den Arzt eine gute Übung und eine hilfreiche Methode der experimentellen Kontrolle unserer Arzneimittel, bei chronischen Patienten, für die eine der oben erwähnten Diagnosen gilt, zu Beginn nur Diät und vernünftige Lebensweise und zusätzlich Sac.lac. zu verordnen, ohne irgendein Arzneimittel zu geben und dann zu sehen, wie weit sich ihr Zustand dadurch verbessert. So lernen wir, was ein wissenschaftlicher, gesunder Menschenverstand für uns tun kann und wo seine Grenzen liegen. In der Zwischenzeit kommt man dem wahren Simillimum des Patienten näher und kann es ihm auf einer gut vorbereiteten Grundlage mit erstaunlicher und durchschlagender Wirkung geben.

Diät kann oft Arzneimittel ganz ersetzen und stellt so eine wertvolle Hilfe für den Homöopathen dar. Man nehme einen Patienten, der jahrelang Soda zu sich genommen hat. Man erkläre ihm, daß Soda seiner chemischen Zusammensetzung nach alkalisch ist und physiologisch im Magen Säure produziert und bringe ihm bei, es durch Zitronensaft und Zitrusfrüchte zu ersetzen, und dann beobachte man. Man wird erstaunt sein, daß so einfache Maßnahmen eine so gute Wirkung haben. Die Soda-Intoxikations-Symptome werden verschwinden und der Fall wird sich klären.

Der Arzt muß auch von Anfang an Nahrungsmittel und Essensgewohnheiten bekämpfen, die den Patienten an einer Heilung hindern, die Fährte zur »Gesamtheit« verdecken und deshalb den Weg zur Heilung blockieren. Er lernt bei dieser Befragung die Überempfindlichkeit auf bestimmte Nahrungsmittel von seiten des Patienten kennen. Sie sind, wie jeder Homöopath weiß, sehr nützlich und wichtig.

In diesem Zusammenhang gilt es als eine kluge Regel: *Chronische* Fälle sollen *nicht* im Übermaß essen, wonach sie vorwiegend verlangen, während akute Patienten reichlich essen *dürfen und sollten*, nach was sie verlangen, wenn das Verlangen mit der Krankheit einhergeht. Diese ungewöhnliche Abweichung vom Üblichen zeigt wunderbare Ergebnisse, wenn man dieser Regel folgt. Man muß jedoch sicher sein, daß es sich um ein echtes Verlangen handelt, das die Reaktion des Patienten auf die (sogenannte) Krankheit individualisiert. Das Verlangen nach Nahrungsmitteln und die Abneigung dagegen bei chronischen Krankheiten wird einem natürlich wichtige Allgemeinsymptome für die Hierarchisation liefern. Das Arzneimittel wird in chronischen Fällen den Patienten nach und nach in die Lage versetzen, die Nahrungsmittel, nach denen er Verlangen hat, auch

zu vertragen bzw. wird dieses Verlangen auf ein ver-
nünftiges Maß reduzieren. So habe ich beispielsweise einen Argentum-nitricum-Patienten, der nach Zucker
verlangte und davon krank wurde; unter der Wirkung
von Arg-n. hatte er kein Verlangen mehr danach, kann
ihn aber ungestraft essen. Ähnlich war es bei einem Cal-
carea-Kind, das nach Calc. kein Verlangen mehr nach
Kalk und anderem Unverdaulichen hatte, und Kalk aus
der Ernährung assimilieren kann.

Einige interessante Gesichtspunkte tauchen im Zusammenhang mit Erkrankungen durch spezifische Nahrungsmittel auf: Man versuche zunächst herauszufinden, ob eine bestimmte Kombination von Nahrungsmitteln unbekömmlich ist oder nur ein Bestandteil davon.
Ein kluger Professor sagte mir einmal, daß fast jeder
fast alles essen könne, wenn er nichts anderes zugleich
esse. Des weiteren gebe man bei Säureempfindlichkeit
Quark oder Hüttenkäse dazu. Zum Beispiel können
Menschen, denen Erdbeeren nicht bekommen, sie dann
vertragen, wenn sie zugleich Quark essen. Ähnlich ist es
mit Tomaten. Für Schalentiere gilt in einigen Fällen dasselbe. Bei Menschen mit empfindlicher Verdauung hüte
man sich vor der Kombination von Säuren und Zucker,
von Stärke und Fleisch. Buttermilch verändert die Dick-
darmflora oft derart, daß eine Fäulnis reguliert wird
und vieles verdaulich wird, was bisher nicht bekömm-
lich war. Ein berühmter deutscher Homöopath, Schlegel sen., sagte mir, daß es für die Menschheit ein großer

Segen wäre, wenn die Leute mehr Buttermilch tränken und wenn sie Honig (Ameisensäure) und Rettiche hinzufügten (sie wirken gegen Harnsäure). Man rufe sich in Erinnerung, daß Zwiebeln den Blutdruck niedrig halten (die erregbaren Italiener, die so viel Knoblauch und Zwiebeln essen, leiden selten unter Hypertonie).

Bei Überempfindlichkeit gegen gewisse Nahrungsmittel mit gleichzeitigem Verlangen danach, kann man durch Einfallsreichtum mehr Unannehmlichkeiten verhindern, als durch Folgerungen aus den jeweiligen Verschlimmerungen. Dem Kind oder Patienten, die Milch ablehnen, wird sie vielleicht schmecken, wenn man Mineral-oder Selterswasser hinzufügt oder wenn Milch und Sahne halb und halb mit Ingwerbier oder Sarsaparilla gemischt wird. Auch der Unterschied zwischen warmer und kalter Milch kann Einfluß auf die Unverträglichkeit nehmen.

Patienten, die Eisenmangel haben und klagen, von Kohl Blähungen zu bekommen, können rohen, fein geriebenen Kohl mit einer Sauce aus saurer Sahne oft gut vertragen. Pürierter Spinat mit klein gehacktem Ei darüber wird dem Kind, das Gemüse ablehnt, schmecken. Apfelwein und rohe Äpfel sind ein wunderbares Mittel, den arthritischen Patienten abmagern zu lassen.

Brauner Zucker, Melasse, Ahornsirup und Honig schaden ihm nicht wie andere Süßigkeiten. Diese Hinweise mögen sehr weiblich und trivial erscheinen, ich versichere Ihnen jedoch, daß sie ihre Wirkung haben. Ich hoffe, daß die Diskussion über diesen Text das Wissen auf diesem Gebiet vermehrt.

Es gibt noch andere Bereiche der Diät, die zur Reinigung des Systems dienen. Wir haben Buttermilch und Zitronensaft bereits erwähnt. Eiweiß mit Zitronen- oder Orangensaft hat eine entgiftende Funktion auf die Leber. Eiweiß des Eies bildet mit den in der Leber angesammelten Giften Eiweißverbindungen. Zwei Viertelliter Tee aus roten Kleeblüten täglich hilft Krebspatienten und scheint blutreinigend zu wirken (ein altes, deutsches Adjuvans).

Bis jetzt haben wir die wichtige Beziehung zwischen gewissen Nahrungsmitteln und der erwünschten Wirkung unserer Arzneimittel noch nicht erwähnt. Sicher kennen Sie alle diese Symbiosen und Antagonismen. Beispielsweise passen Aconitum und Säuren nicht zusammen, Kaffee behindert die Wirkung von Nux-v. Diese Beziehungen sind zahlreich und können in Clarkes »Dictionary of Materia Medica« und in vielen anderen unserer klassischen Nachschlagewerke unter den verschiedenen Arzneimitteln nachgelesen werden.

In dieses Gebiet fallen auch gewisse theoretische Probleme, die für mich von großem Interesse sind. Beispielsweise benutzten wir Nahrungsmittel als Heilmittel. Welche Wirkung haben sie, wenn überhaupt, auf Patienten, die darauf empfindlich reagieren, in der rohen genießbaren Form? Und können wir *vice versa* das passende Arzneimittel dadurch unterstützen, indem wir gleichzeitig seinen Gegenspieler in Ursubstanz in Form eines Nahrungsmittels geben? Sollten wir weiter nicht die ganze Reihe von Gemüsen, Früchten und anderen Nahrungsmitteln prüfen, so daß wir, haben wir einen Patienten mit einer Idiosyncrasie auf einen bestimmten Stoff, seinen Fall mit der Prüfung des unverträglichen Nahrungsmittel vergleichen können und daraus ersehen, warum es nicht paßt und hilft?

Diese Nahrungsmittel sollten bei Menschen geprüft werden, die auf sie empfindlich reagieren. Beispielsweise sollte ich Eierfrüchte (Auberginen) prüfen, unser Freund, Dr. Roberts, hat die Tomate geprüft und einer meiner Patienten, der außerordentlich heftig auf roten Pfeffer, selbst in minimalster Menge reagiert — obwohl viele konstitutionelle Symptome dafür sprächen — wäre ein wunderbarer Prüfer für Capsicum. Diese abschließenden Überlegungen biete ich Ihnen als »Diät« an. Denken Sie darüber nach, verdauen Sie sie und tun Sie alles dafür, diesen so oft vernachlässigten Bereich begleitender Maßnahmen in der Homöopathie publik zu machen.

Anmerkungen der Übersetzer:

[1] Gemeint ist krankhafte Verstimmung der Lebenskraft, s. Hahnemann, Organon § 34

[2] Im amerikanischen Original heißt es ›opathien‹, was wahrscheinlich auf einem falschen Griechischverständnis beruht.

[3] Literatur:

James Tyler Kent: Lectures on Homeopathic Philosophy (Anm.: Dt. Übers.: Künzli: ›Zur Theorie der Homöopathie‹, Leer, 2. Aufl. 1980)

Stuart Close: The Genius of Homoeopathy

R. Gibson Miller: A Synopsis of Homöopathic Philosophy

Samuel Hahnemann: Organon der Heilkunst

Carroll Dunham: Homoeopathy the Science of Therapeutics

Richard Hughes: Manual of Pharmacodynamics

[4] Bei diesem englischen Gericht handelt es sich um eine Pastete, die aus Rinderfett und gemischten getrockneten Früchten besteht. Insbesondere werden bei dieser Mischung Korinthen, Rosinen, Zucker, Äpfel und gezuckerte Schalen von Zitrusfrüchten verwendet.

[5] Bei Dr. Pierrre Schmidt.

Deutsches Journal für Homöopathie

Eine Zeitschrift mit Format.
Sie ist mehr als eine solche, denn durch diese quasi Monographien erhalten Sie

▶ Anregungen für Ihre Praxis, direkt aus der Kasuistik

▶ Materia-Medica-Kenntnisse aus verschiedensten Quellen (auch seltenere Materia Medica, die nicht jeder zu Hause hat)

▶ einen Blick für Zusammenhänge durch die theoretische Schulung, bei der im Laufe der Zeit möglichst alle wichtigen Probleme in Beiträgen angesprochen und u. U. auch diskutiert werden.

Mit einem Wort: Lebendige Homöopathie

Bezugspreis: Jahresabonnement (gegen Rechnung) 84,—DM incl. Porto (Österreich 620,—öS incl. Porto; Schweiz 88,—SF incl. Porto; sonstiges 92,—DM incl. Porto) — Medizinstudenten (gegen Stud.-Ausweis) 15% Ermäßigung. — *Ringordner* für 3 Jahrgänge 17,—DM (zuzüglich Versandkosten); Einzelheft 26,—DM (im Ausland 30,—DM).

Erscheinungsweise: Vierteljährlich

Repertorium Generale

Neu übersetzt und herausgegeben von Michael Barthel.

In dreibändiger und einbändiger Ausgabe
KENT'S Repertorium erweitert um:

▶ KÜNZLIs **Nachtragungen** von
insgesamt 63 Autoren von Hahnemann, Bönninghausen
und Jahr über die großen amerikanischen Homöopathen wie Hering, Allen, Gentry, Dunham, Guernsey
usw., bis zu Tyler, Sir John Weir, Pierre Schmidt.

▶ KENTs eigenhändige handschriftliche **Verbesserungen** seiner letzten Ausgabe.

▶ KÜNZLIs **therapeutische Hinweise** in Form von
schwarzen Punkten ● bei *therapeutisch bewährten*
Leitsymptomen.
Dadurch erreichen Sie eine wesentliche Erleichterung in
der Praxis bei der Arzneimittelwahl.

**Damit das z. Zt. umfassendste, vollständige Repertorium!
Unerläßlich zur Ausübung der Homöopathie.**

Band 1 erscheint voraussichtlich Ende 1983, anschließend
der 2. und 3. Band 1984.
Dreibändige Ausgabe je Band: 275,—DM
Einbändige Ausgabe nach Erscheinen der 3 Bände lieferbar:
                                            780,—DM
Einbändige Ausgabe in Leder mit Spezial-Sprungrückenbin-
dung:
                                            1.190,—DM

Charakteristika homöopathischer Arzneimittel

Horst Barthel

Diese ganz neuartige Materia Medica, aufgebaut nach dem Hierarchisationsschema, bringt die 120 wichtigsten homöopathischen Mittel einschließlich der neuen von Kent geprüften Medikamente in didaktisch hervorragender Form, sodaß Sie sehr schnell die einzelnen Medikamente lernen und behalten können.

Dieses Buch ist eine große Hilfe beim Erkennen der sonderlichen Symptome nach § 153 des »Organon«.

Lieferbar Ende 1983   **Nur 80,—DM**

Repertorium der Charakteristika

Horst Barthel

Zu den »Charakteristika homöopathischer Arzneimittel« gehört das »Repertorium der Charakteristika«. Es ist bekannt, daß jede gute Materia Medica erst durch ihr Repertorium brauchbar in der Praxis wird. Dieses Repertorium eignet sich durch seine handliche Größe besonders für den Hausbesuch und ist auch in der Praxis eine große Hilfe für rasche Entscheidungen — ein »*Blitzrepertorium*«.

Lieferbar Ende 1983   **Nur 80,—DM**

Organon original

Samuel Hahnemann

Das Grundwerk der Homöopathie   für **nur 37,80 DM**

Chronische Krankheiten, Theoretischer Teil

Samuel Hahnemann

Vorwort von J. Künzli von Fimmelsberg

In diesem grundlegenden Werk legt Hahnemann seine theoretischen Vorstellungen und insbesondere seine Miasmenlehre dar.

Erstmalig als gesonderter Einzelband erhältlich. Hier hat Hahnemann näher ausgeführt, was er im einzelnen unter den Miasmen verstand, welche Symptome bei Psora, Sykosis und Syphilis vorhanden sind und welche Krankheiten als Enstadien dieser drei Miasmen gelten. Dieses Buch stellt zusammen mit dem Organon die Grundlage der Homöopathie dar und ist unabdingbare Lektüre eines jeden Homöopathen.

Nur 32,50 DM

Chronische Krankheiten, Materia Medica Teil

Samuel Hahnemann

In 4 Bänden

Diese 4 Bände enthalten die Prüfungssymptome der wichtigsten Antipsorica, Antisykotica und Antisyphilitica.
Um die Gewißheit zu haben, alle Möglichkeiten eines Mittels zu kennen, muß man auch sie gelesen haben.

Lieferbar   **158,—DM**

Bei Abnahme der 5 Bände der »Chronischen Krankheiten« ermäßigt sich der Gesamtpreis auf 170,50 DM

Reine Arzneimittellehre

Samuel Hahnemann

6 Bände   Vorwort von Horst Barthel

Dieses sechsbändige Werk enthält die Prüfungssymptome der sogenannten akuten Mittel. Damit legte Hahnemann den praktischen Grundstein der Homöopathie. Unter anderem finden Sie hier auch die Frage der Wechselwirkungen (z. B. bei Pulsatilla) erklärt. Wenn Sie nur nach Keynotes lernen, entgeht Ihnen vieles, während das Lernen nach dieser Materia Medica den Facettenreichtum eines Medikamentes erkennen läßt.

Lieferbar Januar 1984   **Nur 212,—DM**

Hahnemann-Biographie

Richard Haehl

Faksimileausgabe in 2 Bänden   Großformat, insgesamt 1.035 Seiten.

Da dieses Werk selbst im Antiquariatsbuchhandel kaum zu finden ist, hat sich der Verlag entschlossen eine preisgünstige Faksimileausgabe herauszugeben, da das Interesse an der Biographie Hahnemanns für jeden homöopathisch Therapierenden eine Selbstverständlichkeit ist. Diese wunderschöne zweibändige Ausgabe sollte bei jedem Homöopathen stehen.

Lieferbar Januar 1984   **Nur 165,—DM**

Bei allen Rückfragen bezüglich Weiter- und Fortbildung in homöopathischer Medizin, sowie zwecks Beitritt zum Deutschen Zentralverein homöopathischer Ärzte wenden Sie sich am besten zuerst an die Geschäftsstelle des Deutschen Zentralvereins, Linkenheimer Landstr. 113, 7500 Karlsruhe, z. Hd. von Herrn Justitiar Gernot Baur, Tel.: 0721 / 709366.

Vorsitzende der Landesverbände:

Baden-Württemberg:

Dr.med. Walter Hess ☎ 07344 / 21724
Heinzengasse 12   7460 Balingen 14

Bayern:

Dr. med. Horst Hauptmann ☎ 0821 / 403862
Ulmer Str. 150   8900 Augsburg

Berlin:

Dr. Dr. med. Peter Sohn ☎ 030 / 3246329
Leibniz Str. 41   1000 Berlin 12

Hamburg/Schleswig-Holstein/Bremen:

Dr. med. Wolfgang Schweitzer ☎ 040 / 7222555
Hamburger Str. 9   2057 Reinbek

Hessen:

Dr. med. Hans Leers ☎ 06869 / 1090
Dr. Jakobstr. 5   6640 Merzig-Mondorf

Niedersachsen:

Dr. med. Gerhard Repschläger ☎ 05142 / 2208
Marwede 12   3101 Scharnhorst

Nordrhein-Westfalen:

Dr. med. Theo Raspe ☎ 0251 / 44197
Aegidiistr. 37   4400 Münster

Elisabeth Wright-Hubbard

Gesammelte Schriften

In diesem brillanten Werk finden Sie unter anderem die herrlichen Heilungserfolge, die Frau Dr. Wright-Hubbard berühmt gemacht haben. Diese »Schätze« zu heben und diese Fälle zu lesen ist für jeden Praktiker ein großer Gewinn.

In Vorbereitung

J. A. Lathoud

Materia Medica

übersetzt von Max Tiedemann

Diese ausgezeichnete, ausführliche Materia Medica war bis jetzt wegen der sprachlichen Barriere viel zu wenig bekannt. Dieses Werk kann nun seinen Weg auf die Schreibtische und in die Bücherschränke der deutschen Homöopathen antreten.

In Vorbereitung

Alberto Lodispoto
Nahrungsmittel in Beziehung zu Medikamenten

übersetzt von Werner Grauberger

Eine wertvolle Zusammenstellung der Unverträglichkeit von Nahrungsmitteln bei bestimmten Medikamenten. Eine willkommene Hilfe bei der diätischen Beratung des Patienten.

Erscheint Frühjahr 1984

J. T. Kent

Arzneimittelbilder

übersetzt und mit neuartiger didaktischer Anordnung
herausgegeben von Charlotte Barthel

Der Ruf nach einer übersichtlichen Materia Medica von Kent
ist alt. Hier wird eine Möglichkeit geboten, ohne auf die Lebendigkeit der Vorlesung zu verzichten.

In Vorbereitung

J. H. Allen

Psora, Sykosis, Syphilis

übersetzt von Leonhard Wecker

Der bekannte Autor und Universitätslehrer schreibt hier
Grundlegendes über die Miasmenlehre, dem wichtigsten Gebiet der Theorie in der Homöopathie. Das Buch korrigiert
manche falsche Vorstellung über die chronischen Krankheiten und verhilft zur therapeutischen Entscheidung in der Praxis.

In Vorbereitung

H. C. Allen

Materia Medica der Nosoden

übersetzt von Matthias Richter

Endlich liegt hier eine Übersetzung des wichtigsten Buches
über die Nosoden vor. Neben den ausführlichen Prüfungssymptomen finden sich auch referierte Krankengeschichten
zu den einzelnen Arzneimittelbildern. Unentbehrlich für die
richtige Verschreibung von Nosoden beim Patienten.

In Vorbereitung

W. Gawlik / W. Buchmann

Homöopathie in der Weltliteratur

Dieses kleine schöne Büchlein eignet sich bestens zum Verschenken.

In Vorbereitung

W. Gawlik

Götter — Zauber — Arznei

Der bestens bekannte Autor erzählt im amüsanten Plauderton eine leicht lesbar Materia Medica von der griechischen Mythologie hergeleitet, sodaß Sie abends beim Schmunzeln Ihre Arzneimittel von einer anderen Sicht her wiederholen können.

In Vorbereitung

Alle genannten Bücher sowie sämtliche medizinischen Bücher aus dem Gebiet der Homöopathie wie auch englischsprachige Bücher können Sie über die

Organon-Versandbuchhandlung

8137 Berg 1, Schatzlgasse 33 ☎ 08151 / 51085

bestellen.